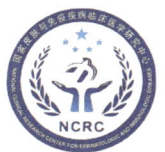 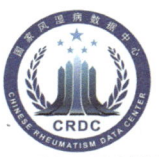 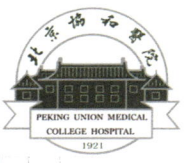

SLE

系统性红斑狼疮

EDUCATION MANUAL FOR SYSTEMIC LUPUS ERYTHEMATOSUS PATIENTS

患者教育手册

□ 主编　曾小峰　李梦涛　田新平　赵　岩

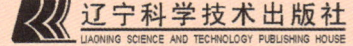 

图书在版编目（CIP）数据

系统性红斑狼疮患者教育手册 / 曾小峰等主编. —沈阳：辽宁科学技术出版社，2022.5
ISBN 978-7-5591-2502-6

Ⅰ.①系… Ⅱ.①曾… Ⅲ.①红斑狼疮－诊疗－手册 Ⅳ.①R593.24-62

中国版本图书馆CIP数据核字(2022)第065165号

版权所有　侵权必究

出版发行：辽宁科学技术出版社
　　　　　北京拂石医典图书有限公司
地　　址：北京海淀区车公庄西路华通大厦B座15层
联系电话：010-57262361/024-23284376
E-mail：fushimedbook@163.com
印　刷　者：北京天恒嘉业印刷有限公司
经 销 者：各地新华书店

幅面尺寸：145mm×210mm
字　　数：108千字　　　　印　张：5
出版时间：2022年5月第1版　印刷时间：2022年5月第1次印刷

责任编辑：李俊卿　　　　　责任校对：梁晓洁
封面设计：黄墨言　　　　　封面制作：黄墨言
版式设计：天地鹏博　　　　责任印制：丁　艾

如有质量问题，请速与印务部联系　　联系电话：010-57262361

定　　价：49.00元

编委会名单

主　　编　曾小峰　李梦涛　田新平　赵　岩
副 主 编　王　迁　赵久良
编写人员　（按照姓氏笔画排序）

丁　峰	王永福	王吉波	王　迁
王国春	王彩虹	方勇飞	古洁若
厉小梅	帅宗文	田新平	吕良敬
朱小春	朱　静	刘升云	刘冬舟
刘　毅	池淑红	孙红胜	孙凌云
苏　茵	杨念生	杨娉婷	杨　敏
杨程德	李小峰	李　芬	李梦涛
李彩凤	李鸿斌	吴华香	吴振彪
何东仪	何　岚	邹和建	沈海丽
张凤肖	张　文	张志毅	张卓莉
张学武	张　晓	张缪佳	陈　真
武丽君	林书典	林　进	林金盈
林智明	罗　卉	罗　莉	赵久良
赵东宝	赵　岩	赵　毅	姜林娣
姜　泉	姜振宇	徐沪济	徐　健
黄文辉	戚务芳	舒　强	曾小峰
詹　锋	薛　静	戴　冽	魏　蔚

序言 / PREFACE

随着我国社会经济的快速发展,人们对自身身心健康的关注已达到前所未有的水平;同时全民健康素养日益提升,很多患者和家属渴望了解和学习更多所患疾病的相关医学知识,渴望了解相关疾病领域的进展,尤其是治疗进展。目前公众获取医学知识的渠道虽然很多,但质量参差不齐,而且对于大多数公众而言,具有权威性的专业医学书籍和临床实践指南中,临床专业用语过于艰深晦涩,使很多患者难以找到既能解答自己最关心的问题又适合自己理解水平的指导性书籍。

针对患者的健康教育手册可为患者获取专业医学知识架起一座桥梁,健康教育手册是在循证医学理念的指导下,从患者的角度出发,基于临床实践中患者关心的、经常问到的健康问题,以患者关注的问题为中心,以临床指南为基础编纂的、适合患者使用的指引性文件。2000年以后,各种疾病的患者教育手册越来越多,风格更为多元,语言也更有趣、通俗易懂。患者教育手册可以提高患者对于疾病的预防、诊疗、康复知识的掌握程度,有利于患者和家属与医务人员进行有效沟通,从而更好地进行治疗决策，改善患者的生存质量。

系统性红斑狼疮已经成为我国常见的慢性自身免疫性疾病，初步估计我国有超过100万的系统性红斑狼疮患者。早在1991年就有研究显示，系统性红斑狼疮患者通过阅读患者教育手册可以提高对疾病的认识。为了使广大系统性红斑狼疮患者能对疾病和疾病的治疗、日常生活管理有所了解，国家皮肤与免疫疾病临床医学研究中心（NCRC-DID）编纂了这本患者教育手册，旨在向我国的广大系统性红斑狼疮患者介绍疾病与药物相关知识以及日常生活指导，增加患者对疾病治疗的信心，从而取得更好的治疗效果，从根本上提高我国系统性红斑狼疮患者的生活质量和长期预后。

曾小峰

国家皮肤与免疫疾病临床医学研究中心　主任

北京协和医院风湿免疫科　主任

2022年4月于北京

给系统性红斑狼疮病友们的一封信

亲爱的病友们：

我们非常理解您在被医生告知确诊了系统性红斑狼疮后的心情。很多病友都曾经因为这个疾病可能带来的不适和痛苦、以及心理和经济的压力而感到恐惧和沮丧；很多病友的日常生活可能也因此而受到了一定程度的影响。一些女孩子可能还会因为系统性红斑狼疮本身及药物治疗带来的一系列的外貌改变而难过、悲观，甚至感到自卑。但是，我们想说的是，其实，现在系统性红斑狼疮这个疾病已经不像它的名字那么可怕了，这主要是由于医学的发展，尤其是近20年来对这个疾病发病机制的研究成果，以及治疗理念和新的治疗药物的不断出现，系统性红斑狼疮的治疗效果已经有了很大的改观，存活率大幅提高，患者的生活质量也有了显著提升。近些年来，我国风湿免疫疾病专科发展迅速，风湿免疫专科医生治疗系统性红斑狼疮的水平也有了很大提高，目前我国系统性红斑狼疮的治疗水平与国际治疗水平基本相当，因此大家一定要有坚定的治疗信心。

作为一名系统性红斑狼疮患者，在日常生活中，需要保持良好的心情，管理好自己的生活和起居，如：生活要有规律，不能熬夜，不能过度劳累、精神紧张等等。已有越来越多的病友在经过治疗后，可以和健康人一样，拥有精彩的人生。

作为与系统性红斑狼疮病友们同行的伙伴，我们更希望您能够全面地认识和了解系统性红斑狼疮这个疾病，并且科学地接受治疗。这些年来，系统性红斑狼疮的诊疗水平在不断提高，从以往的急性、高致死性的疾病，已经转变成为一种慢性、可控性的疾病，许多病友通过按时吃药、定期复查、规律生活，将疾病控制得非常好。目前还有很多病友对于系统性红斑狼疮是如何发生的、以及后续应该如何治疗了解很少，因此，我们编写了这本《系统性红斑狼疮患者教育手册》，希望通过简单易懂的语言，使广大病友们能全面且科学地了解系统性红斑狼疮的疾病基础以及诊疗知识，同时该手册也针对病友们在日常生活中的自我管理和信息获取等问题给予指导。希望这本指南能够成为病友们对抗疾病的帮手。

在与"狼"共舞、与"病"共生存的路上，我们会常伴你们左右，让我们一起向未来！

《系统性红斑狼疮患者教育手册》全体编委

2022年4月

目 录
CONTENTS

第 *1* 章　系统性红斑狼疮是一种什么样的疾病？ ………… 1
1. 为什么说系统性红斑狼疮是一种免疫性疾病？ ……… 3
2. 有多少人和我一样患有系统性红斑狼疮？ ………… 4
3. 系统性红斑狼疮会影响我的寿命吗？ ……………… 4
4. 系统性红斑狼疮会对生活带来哪些影响？ ………… 5
5. 儿童也会得系统性红斑狼疮吗？ …………………… 6
6. 有多少儿童系统性红斑狼疮患者？ ………………… 7
7. 系统性红斑狼疮会对儿童产生什么影响？ ………… 7

第 *2* 章　我为什么会得系统性红斑狼疮？ …………… 9
1. 系统性红斑狼疮是怎么引起的？ …………………… 11
2. 系统性红斑狼疮会遗传给后代吗？ ………………… 12
3. 哪些环境因素与系统性红斑狼疮的发病有关？ …… 13
4. 哪些因素会诱发系统性红斑狼疮或使系统性
　　红斑狼疮的病情加重？ ……………………………… 15

5.为什么女性更容易得系统性红斑狼疮? ………… 15

第3章　系统性红斑狼疮是怎么发生的? …………… 17

1.人体的免疫系统是怎么工作的? ………………… 19
2.免疫系统是由哪几部分组成的? ………………… 20
3.什么是天然免疫系统? …………………………… 20
4.什么是获得免疫系统? …………………………… 21
5.什么是免疫耐受? ………………………………… 22
6.系统性红斑狼疮是怎么发生的? ………………… 23

第4章　系统性红斑狼疮会引起哪些症状? …………… 27

1.系统性红斑狼疮会引起哪些全身症状? ………… 29
2.系统性红斑狼疮会引起哪些皮肤和黏膜症状? … 29
3.系统性红斑狼疮的皮疹有哪些特点? …………… 31
4.系统性红斑狼疮会引起哪些肌肉关节症状? …… 31
5.系统性红斑狼疮患者出现肾脏病变时,会出现哪些症状? ………………………………… 32
6.系统性红斑狼疮会引起哪些肺部症状? ………… 33
7.系统性红斑狼疮会引起哪些心血管系统症状? … 34
8.系统性红斑狼疮会引起哪些神经系统症状? …… 35
9.系统性红斑狼疮患者会出现哪些消化系统症状? … 35

10.系统性红斑狼疮患者会出现哪些眼部症状? …… 37

11.系统性红斑狼疮会引起哪些血液系统症状? …… 37

12.系统性红斑狼疮还会引起哪些其他症状? ……… 38

13.系统性红斑狼疮对生育有什么影响? …………… 38

第5章　医生是如何诊断系统性红斑狼疮的? …… 41

1.医生是怎么诊断系统性红斑狼疮的? …………… 43

2.系统性红斑狼疮需要和哪些疾病鉴别? ………… 43

3.如何做到系统性红斑狼疮的早期诊断? ………… 44

第6章　系统性红斑狼疮会引起哪些化验和检查异常? … 45

1.系统性红斑狼疮会引起哪些血常规检查项目异常? …… 47

2.狼疮肾炎患者会出现哪些尿液检查结果异常? …… 48

3.系统性红斑狼疮会出现哪些自身抗体? ………… 49

4.抗核抗体谱都包括哪些抗体? …………………… 50

5.抗磷脂抗体和系统性红斑狼疮之间有什么关系? … 51

6.为什么说检测系统性红斑狼疮患者血液中的
补体水平很重要? ………………………………… 51

7.系统性红斑狼疮患者还需要做哪些血液检查? …… 52

8.系统性红斑狼疮患者需要做哪些影像检查? ……… 52

9.我自己能看懂化验单吗? ………………………… 53

第7章 如何治疗系统性红斑狼疮？ ························ 55

1. 系统性红斑狼疮的治疗原则和目的是什么？ ········ 57
2. 治疗系统性红斑狼疮的药物有哪些？ ············· 59
3. 为什么说激素是治疗系统性红斑狼疮的重要药物？ ····· 59
4. 激素都有哪些作用？ ························· 60
5. 所有的激素药物都一样吗？ ····················· 60
6. 如何合理使用激素？ ························· 61
7. 激素主要都有哪些不良反应？ ··················· 62
8. 羟氯喹是一种什么样的药物？ ··················· 64
9. 羟氯喹有哪些副作用？ ······················· 65
10. 什么是免疫抑制剂？ ························ 66
11. 在什么情况下医生会给您使用传统免疫抑制剂？ ··· 66
12. 治疗系统性红斑狼疮的传统免疫抑制剂有哪些？ ······67
13. 传统免疫抑制剂有哪些副作用？ ················ 70
14. 什么是生物制剂？ ·························· 73
15. 治疗系统性红斑狼疮的生物制剂有哪些? ········· 74
16. 在什么情况下可以使用生物制剂来治疗系统性红斑狼疮？ ······························ 75
17. 生物制剂有哪些不良反应？ ··················· 75
18. 还有哪些生物制剂可以用来治疗系统性红斑

目录 Contents

狼疮? ·· 75
19.哪些中药能用来治疗系统性红斑狼疮? ············ 76
20.哪些情况下可以使用中药? ····························· 77
21.中药会有哪些副作用? ·································· 78

第8章 我应该如何配合医生治疗? ················· 79
1.为什么说配合医生治疗才能达到最好的治疗效果? ··· 81
2.您应该如何配合医生来进行治疗? ················· 83
3.为什么定期看医生、随访很重要? ················· 83
4.看医生前我需要做什么准备? ························ 85
5.您在复查时,应该如何与医生沟通? ·············· 86
6.我多久需要看一次医生? ······························· 88
7.每次复查需要做哪些检查项目? ····················· 89
8.出现哪些情况,我需要立刻去看医生? ··········· 90
9.我能自己调整治疗药物吗? ··························· 90

第9章 系统性红斑狼疮患者应该如何管理好自己的生活? ··· 93
1.在生活中应该如何做才能避免疾病复发? ·········· 95
2.在饮食方面需要注意什么? ··························· 95
3.应该怎么运动来增强体质、改善生活质量? ········ 96

· v ·

4.吃了激素后身体长胖了，如何通过饮食调整来控制体重? …… 97

5.激素引起的失眠，应该如何改善? …… 98

6.我情绪很低落，还很焦虑，应该怎么办? …… 99

7.应该如何选择化妆品以及防晒用品? …… 101

8.脸上长了很多痤疮，怎么办? …… 102

9.我能染发、纹眉吗? …… 103

10.我能使用化妆品吗? …… 103

11.在出去旅游的时候需要注意什么? …… 103

12.如何在日常生活中防止发生感染? …… 104

13.我能接种疫苗吗? …… 106

14.患有系统性红斑狼疮的儿童在日常生活中需要注意哪些问题? …… 108

15.系统性红斑狼疮患儿在学校需要注意哪些问题? …… 109

16.孩子得了系统性红斑狼疮，作为父母应该注意什么? …… 110

第10章　系统性红斑狼疮会引起哪些慢性病? …… 113

1.得了系统性红斑狼疮以后，我还可能会得哪些病? …… 115

2.为什么我得了系统性红斑狼疮后会增加发生
糖尿病的风险？ ………………………………… 115

3.得了糖尿病应该怎么办？ ……………………… 116

4.如何防止骨质疏松？ …………………………… 117

5.我应该怎么治疗骨质疏松？ …………………… 118

第 11 章 怀孕的系统性红斑狼疮病友需要注意哪些事项？ ……………………………… 121

1.得了系统性红斑狼疮，我还能结婚吗？ ……… 123

2.得了系统性红斑狼疮，我还能怀孕吗？ ……… 123

3.在怀孕前我应该做哪些准备？ ………………… 125

4.在怀孕的过程中，医生会怎么对我的病情
进行监测？ ………………………………………… 126

5.怀孕期间应该多长时间看一次医生？ ………… 127

6.我怎么分娩更好，是剖宫产，还是自然分娩？ …… 128

7.我能哺乳吗？ …………………………………… 129

8.我得了系统性红斑狼疮，会遗传给孩子吗？ …… 130

9.什么是新生儿狼疮？ …………………………… 130

第 12 章 系统性红斑狼疮有希望治愈吗？ ………… 133

1.系统性红斑狼疮有可能治愈吗？ ……………… 135

2.国际上治疗系统性红斑狼疮的水平如何？ ············ 136

3.国际上在探索哪些治疗系统性红斑狼疮的方法？ ··· 136

4.国内的系统性红斑狼疮治疗水平如何？ ············· 137

5.我国在系统性红斑狼疮治疗方面都进行了
哪些研究？ ·· 138

参考文献 ··· **141**

我国系统性红斑狼疮诊治规范建设中心 ·················· **143**

SLE

第1章
系统性红斑狼疮是一种什么样的疾病？

第1章
系统性红斑狼疮是一种什么样的疾病？

1. 为什么说系统性红斑狼疮是一种免疫性疾病？

所谓自身免疫性疾病，就是我们的免疫系统的功能出现了障碍，分不清自身的组织器官和外来的入侵物，攻击了自身的器官组织，造成组织器官损害，从而引起了相关疾病。系统性红斑狼疮就是一种由于免疫功能障碍引起的累及几乎全身所有器官的自身免疫性疾病。

红斑狼疮是一系列疾病的总称，可分为盘状红斑狼疮、亚急性皮肤型红斑狼疮、深在红斑狼疮和系统性红斑狼疮，一些药物还可以引起药物性红斑狼疮等。

系统性红斑狼疮之所以带有"系统"两个字，是由于它不仅仅是皮肤的疾病，还会波及到肾脏、神经系统、心、肺和肝脏等全身其他器官。

系统性红斑狼疮的临床表现非常复杂，出现脏器病变的患者病情也往往比较严重。发热、关节痛和面部的蝶形红斑是系统性红斑狼疮常见的早期症状，但系统性红斑狼疮发病时的症状多种多样，因人而异。有些病友在发病最初的表现会是血液系统异常或肾炎；还有些病

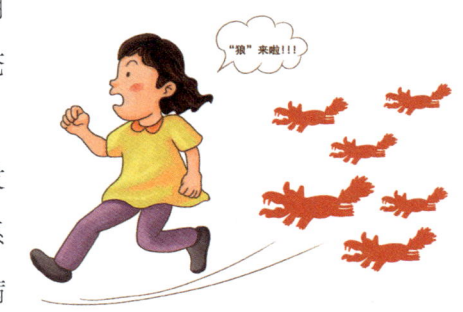

友在刚发病的时候可能因为仅有一个器官出现症状而被误诊。

2. 有多少人和我一样患有系统性红斑狼疮？

系统性红斑狼疮是一种全球性疾病，但有人种差异，黑色人种最常见，白色人种最少见，我们亚洲的黄种人的发病率位于黑色人种和白色人种之间。系统性红斑那狼疮在亚洲人中的发病率为每10万人中有3.7~127人。2015年，中国大陆地区的系统性红斑狼疮患者数量已经有99.5万人，2019年已经达到了102.8万人。这些数据充分说明，在我国，系统性红斑狼疮患者并不少见，而且随着现有患者存活时间的不断延长，患病人数仍然在不断增加。可以说，系统性红斑狼疮已经成为我国的一种常见慢性疾病。

3. 系统性红斑狼疮会影响我的寿命吗？

由于系统性红斑狼疮会引起内脏损害，尤其是会损害一些重要脏器，如肾脏、神经系统和血液系统等，因此，会对患者的寿命产生一定的影响。但是，最终寿命的长短是由病情的严重程度和治疗是否及时、正确决定的。轻症的系统性红斑狼疮病友，如果通过正规的治疗，不让疾病进展，不出现脏器受损,那么就可以长期存活。但是,对于一些起病急、病情重、出现重要脏器病变的患者,有可能在短时间内疾病快速进展,造成死亡。

另外,一些长期存活的病友,尽管系统性红斑狼疮病情本身可能能够得到较好的控制,但是一些与疾病相伴的长期合并症,如心血管疾病、骨质疏松和恶性肿瘤等,会影响寿命。因此,早期得到正确诊断、及时和适当的治疗,重视合并疾病的监测和治疗,对最大限度延长寿命至关重要。同时我们也应该看到,随着现代医疗水平的提高,早期诊断的方法越来越多,治疗药物也不断出现,全球治疗系统性红斑狼疮的水平也在不断提高,这些都会使大多数患者并不会出现危及生命的情况,并且在相当长的时间里,已经可以和健康人一样生活、工作。但做到这一点的重要前提是,要在诊断以后积极地配合医生治疗,坚持长期随诊,做到对疾病进行准确评估、定期监测,严格且合理地控制合并症。

4. 系统性红斑狼疮会对生活带来哪些影响?

系统性红斑狼疮对生活的影响可大可小,每个人可能都不相同,这主要与病情的严重程度和受影响的脏器有关。大多数病友最常出现的皮疹、口腔溃疡、关节痛、发烧、脱发、疲劳等会对日常生活产生一定的影响。此外，很多病友在整个疾病过程中都会出现疲劳、焦虑、失眠等情况，这些情况也因严重程度不同，或多或少会对病友们的生活质量产生一定影响。但是，也应该认识到，通过正确的治疗，有些症状如发热、脱发、口腔溃疡、关节肿痛这些疾病活动的表现，都会逐渐减轻或完全消失，放松心情，焦虑、失眠等悲观情绪会减轻，也能在一定程度上改善生活质量。因此，正确认识疾病，抱着积极的心态配合治疗，对调整心境、提高生活质量是十分重要的。

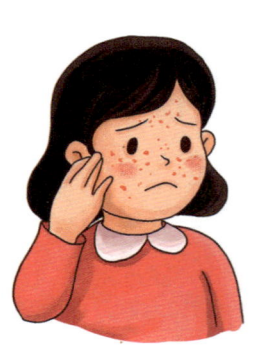
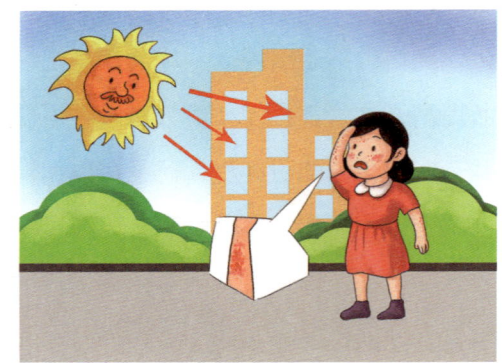

5. 儿童也会得系统性红斑狼疮吗？

系统性红斑狼疮并不是成年人的"专利"，16岁以前发病的系统性红斑狼疮都称为儿童系统性红斑狼疮。系统性红斑狼疮患儿是一个很特殊的群体，一旦患病，意味着疾病将贯穿其整个人生。由于系统性红斑狼疮会对这些患儿的身心发育和发展产生诸多不良影响，因此儿童系统性红斑狼疮患者往往也需要更多关注。

6. 有多少儿童系统性红斑狼疮患者？

在全球的系统性红斑狼疮患者中，16岁以下的儿童占15%～20%，其中12～16岁的儿童较为常见，10岁以下的患儿比较少见，5岁以下更为罕见。在我国，儿童系统性红斑狼疮的发病率在儿童系统性自身免疫性疾病中排在第二位，排在第一位的是幼年特发性关节炎。来自我国系统性红斑狼疮研究协作组（CSTAR）的数据显示，我国的儿童系统性红斑狼疮患者约占5%，按照这个数字来推算，我国约有儿童系统性红斑狼疮患者5万人。

7. 系统性红斑狼疮会对儿童产生什么影响？

儿童系统性红斑狼疮可能会对儿童的生长、发育、学习以及心理产生很多不利的影响，由于儿童系统性红斑狼疮患者病情通常比较重，如果病情没有得到良好控制，器官的功能会很快受到影响，严重的话还会影响到患儿的生命。

年幼发病的患儿因为疾病对身体造成损伤的时间更长、用药后药物的不良反应累积会更多，而且由于儿童处于生长发育的关键时期，治疗时所用的糖皮质激素、免疫抑制剂可能会对患儿的骨骼发育、身体形象以及生长潜力等带来不利的影响。由于疾病造成的肌肉骨骼病变，会对患儿的活动能力、上学、尤其是体育课等造成影响。除此之外，患儿的心智不成熟，不能很好地去调解内心的消极情绪，更容易产生自卑心理，因此更需要家长注重患儿的心理健康，及时调解，引导其正确认识病情，消除恐惧心理，积极配合治疗。

SLE

第2章
我为什么会得系统性红斑狼疮?

第2章
我为什么会得系统性红斑狼疮？

1. 系统性红斑狼疮是怎么引起的？

引起系统性红斑狼疮的病因目前还不是很明确。但根据长期的临床观察和研究，目前已知系统性红斑狼疮发病与以下四个方面的因素有关：遗传因素、环境因素、雌激素和感染。

遗传因素在系统性红斑狼疮发病中起着重要作用，因为遗传因素在一定程度上决定了免疫功能的调节和应答方式，与系统性红斑狼疮中出现的免疫应答反应异常有很密切的关系。目前随着基因检测技术的发展，在一些系统性红斑狼疮患者中检测到了与系统性红斑狼疮发病风险增加相关的基因。但是，单纯携带有这些易感基因并不会引起系统性红斑狼疮发病，还需要其他一些因素的参与，例如环境因素等。

一些环境因素，比如紫外线照射、吸烟等都会通过一些复杂的机制为我们的免疫系统提供自身抗原，引起自身抗体的产生而导致系统性红斑狼疮发病；雌激素本身对免疫系统的免疫细胞和免疫应答反应都会产生一定的影响，会在一些带有系统性红斑狼疮发病基因的女性中引起系统性红斑狼疮的发生；感染，包括病毒都会通过一些我们还没有完全研究清楚的方式诱发系统性红斑狼疮。

2. 系统性红斑狼疮会遗传给后代吗?

系统性红斑狼疮病友的第一代亲属中患系统性红斑狼疮的几率是家族中没有系统性红斑狼疮患者的8倍,同卵双胞胎患系统性红斑狼疮的几率是异卵双胞胎的5~10倍。这些都表明,系统性红斑狼疮的发病与遗传有一定的关系。

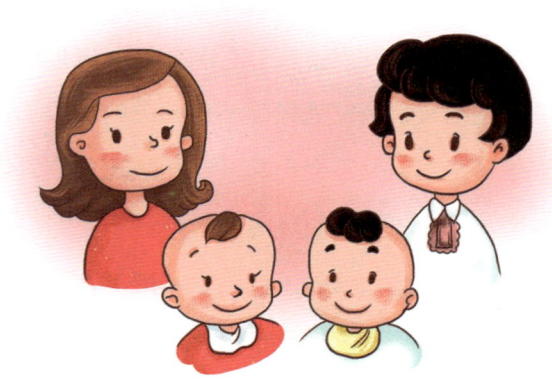

有充分的研究结果表明,系统性红斑狼疮患者体内存在与补体C1q、C2和C4合成相关的基因缺陷,还存在人类白细胞抗原HLA-II的DR2、DR3频率异常,这些基因都与人体的免疫反应密切相关,决定了人体免疫反应的应答方式。目前对遗传在系统性红斑狼疮发病中的作用的总体看法是,个体携带的

多个基因在环境因素的相互作用下,打破了机体正常的免疫耐受性,从而导致疾病的发生。HLA是可以遗传给后代的,因此,系统性红斑狼疮是有可能遗传给后代的。

3. 哪些环境因素与系统性红斑狼疮的发病有关?

- 紫外线:紫外线过量照射会促进T淋巴细胞凋亡。细胞凋亡是细胞死亡的一种形式;正常人体中,发生凋亡的细胞很快会被身体中负责清除这些"人体垃圾"的细胞捕捉并消化分解成不会对人体产生不良影响的物质,被人体再利用或排出体外;但是在系统性红斑狼疮患者中,这些负责清除的细胞出现功能异常,不能将这些"人体垃圾"及时清除掉,这些"垃圾"在被释放进入血液后,会形成一系列自身抗原,导致身体中产生针对这些自身抗原的自身抗体;自身抗体与自身抗原结合形成体积大的免疫复合物;当免疫复合物达到一定的数量,就会沉积在人体的组织器官,对人体的组织器官造成损害,诱发系统性红斑狼疮。还有一些研究表明,紫外线也会影响免疫系统的应答反应。可以说,紫外线与系统性红斑狼疮的发病有关,是一些患者发生系统性红斑狼疮的重要诱因。

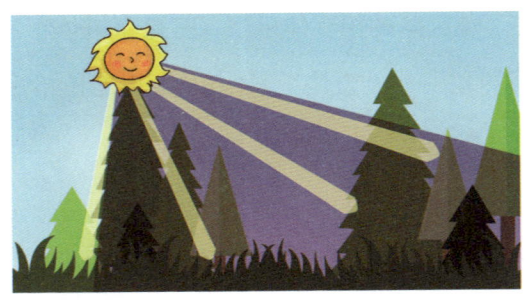

- 感染：有研究显示，隐藏在咽喉部的链球菌、牙龈中的牙周菌等细菌，还有一些病毒，比如EB病毒等，都会诱发系统性红斑狼疮，或使系统性红斑狼疮的病情加重。

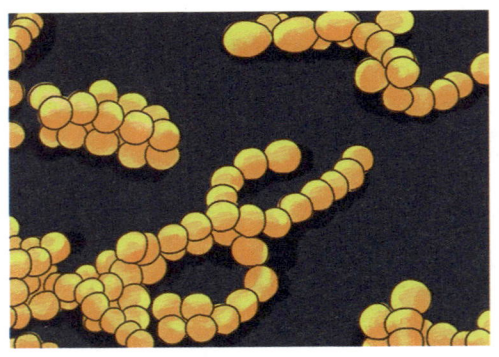

- 药物：目前有报道，一些降压药物如肼苯达嗪、普鲁卡因酰胺、甲基多巴，以及一些抗结核药物如异烟肼等均可诱发药物性红斑狼疮。药物性红斑狼疮的临床表现与系统性红斑狼疮相似，但是通常病情较轻，引起的组织器官损害少。

- 吸烟：吸烟容易诱导人体中的一些蛋白质发生变化，成为自身抗原，刺激机体的免疫细胞产生自身抗体，诱发系统性红斑狼疮。

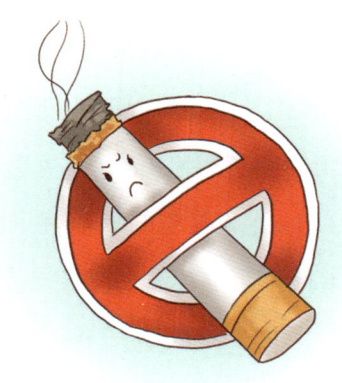

4．哪些因素会诱发系统性红斑狼疮或使系统性红斑狼疮的病情加重？

前面我们提到的能够引起系统性红斑狼疮的环境因素，实际上都可以诱导系统性红斑狼疮的发病或使原有的系统性红斑狼疮病情加重；此外，情绪障碍、妊娠和手术应激也有可能会加重病情，尤其是妊娠，还可以诱发系统性红斑狼疮。因此日常生活中应该注意生活要规律，要适当锻炼，增强体质，避免工作压力过大,保证充足睡眠,忌大幅情绪波动。

5. 为什么女性更容易得系统性红斑狼疮?

系统性红斑狼疮在中青年女性中较常见,育龄期(处于生育时期的妇女,一般在15~45周岁)的女性得系统性红斑狼疮的概率比同龄的男性高出9~13倍,但青春期前的女性和绝经期后的女性得系统性红斑狼疮的概率就只比同龄男性稍高一点,这些都说明雌激素与系统性红斑狼疮的发病存在一定关系。正值育龄期的青年女性,体内雌激素水平较高,是系统性红斑狼疮的高发人群。有研究已经证实,雌激素是系统性红斑狼疮发病的原因之一,这也是为什么女性比男性更容易得系统性红斑狼疮的重要原因之一。

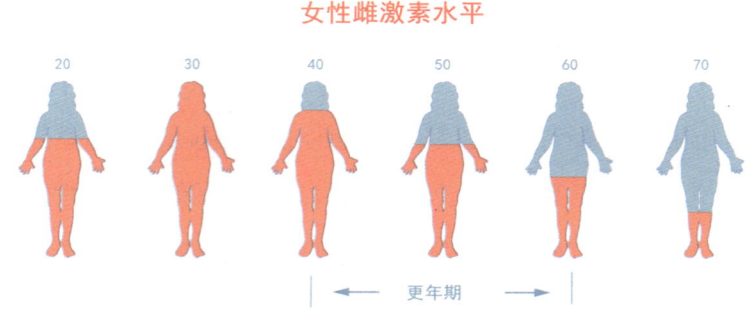

女性雌激素水平

SLE

第3章
系统性红斑狼疮是怎么发生的?

第3章
系统性红斑狼疮是怎么发生的？

这个问题实际上就是系统性红斑狼疮的发病机制问题。在了解系统性红斑狼疮发病机制之前，我们首先来认识一下人体的免疫系统是怎么工作的，在了解了这些以后，我们才能更好地理解系统性红斑狼疮为什么会发生了。

1. 人体的免疫系统是怎么工作的？

如果把人体比喻成一个国家的话，那么免疫系统就是这个国家的军队，一方面负责对外来的入侵物（包括细菌、病毒和其他有害物质）进行密切监测，随时发现可能对人体带来损害的入侵物，一方面又负责对外来入侵物发动攻击，通过捕捉、消化、破坏和清除作用，消灭外来入侵物，保护人体不受外来入侵物的损害；同时免疫系统还具有对外来入侵物的记忆作用，在外来入侵物二次入侵时，能够快速反应，快速调动"军队"，快速将外来入侵物消灭，将外来入侵物对人体的损害降低到最小程度。这些监测、攻击和清除、免疫记忆功能是通过一系列复杂的过程来实现的，这些过程就是我们常说的免疫应答；实现免疫应答需要庞大的、不同种类的免疫细胞、免疫细胞产生的介质（包括细胞因子、抗体等）和细胞内一系列信号传导通路的密切配合，才能完成。因此，免疫应答过程的任何部分发生数量异常或功能异常，都会造成免疫应答异常，在某些情况下就会引起自身免疫性疾病。

2. 免疫系统是由哪几部分组成的?

总体来说,免疫系统是由天然(固有)免疫系统和获得(适应)免疫系统两大部分组成。人体对外来入侵物的免疫应答,通常是通过这两个免疫系统的密切配合来完成的。

3. 什么是天然免疫系统?

天然免疫系统,顾名思义,就是指人体生下来就具有的免疫系统,是人体抵御外来入侵物的第一道防线。由于是先天固有的,所以行使功能的方式都基本一样,也就是非特异性的。天然免疫系统主要由一些具有吞噬、杀伤、消化和清除作用的细胞和介质(如细胞因子和酶)组成,比如巨噬细胞、杀伤细胞(NK细胞)、中性粒细胞等,中性粒细胞释放出来的具有消化功能的酶、补体是天然免疫系统的重要组成部分。天然免疫系统具有行动速度快的特点,可以快速将外来入侵物进行捕捉和杀伤,但是由于对任何一种外来入侵物的反应方式都是一样的,因此不具有特异性;此外,天然免疫系统还具有一个重要作用,就是将外来入侵物的相关信息传递给获得免疫系统,启动获得免疫系统。

4. 什么是获得免疫系统？

获得免疫系统，顾名思义，是人体在进化过程中获得的。跟天然免疫系统相比，具有对外来入侵物应答的特异性和记忆性，是功能更特异、更精细的免疫应答系统。获得免疫系统主要由一些功能分化明确的细胞、细胞因子和免疫细胞产物——最主要的是抗体组成。获得免疫系统的主要组成细胞有：树突细胞和淋巴细胞。参与免疫应答的淋巴细胞主要有两大类：T淋巴细胞和B淋巴细胞。将获得免疫系统与天然免疫系统衔接的细胞是抗原递呈细胞，以树突细胞为代表的抗原递呈细胞，将天然免疫系统传递过来的外来入侵物的相关信息进行提取和加工，形成具有外来入侵物特征性的抗原，树突细胞将这些特异的抗原作为一种信号，传递给T淋巴细胞，激活T淋巴细胞；激活的T淋巴细胞一方面针对接收到的抗原信号，根据抗原的性质，分泌一些细胞因子并自身进行分化，形成一些具有效应的细胞与细胞因子一起参与对外来入侵物的特异性免疫应答；一方面又将抗原信号传递给B淋巴细胞，使B细胞激活，进一步分化成为浆细胞，浆细胞的主要功能是产生针对外来入侵物特异抗原的特异抗体，以抗体的形式对外来入侵物进行中和、杀伤，起到清除外来入侵物的作用。这种抗体对外来入侵物具有特异性，只针对这一特定的外来入侵物，并可以对外来入侵物的特征形成记忆。如果树突细胞传递过来的抗原是来自自身的组织和器官的，那么浆细胞产生的抗体就成为针对自身组织和器官成分的自身抗体了，这就是发生自身免疫性疾病的根本原因。

5. 什么是免疫耐受？

简单来说，就是人体的免疫系统对自身的组织和器官成分不会产生免疫应答的状态，也就是对自身的组织器官产生"耐受"。在人体的胚胎发育阶段，免疫系统就开始分化、成熟。在这个过程中，免疫系统建立的最重要的功能是区分"自我"和"非自我"。在胚胎发育的过程中，免疫系统不断接触自身的组织和器官，不断了解和熟悉哪些组织和器官成分属于我们身体的一部分，通过这个学习和认识过程，免疫系统将来遇到这些属于"自身"的器官组织成分时，就不会启动免疫应答反应；而对于胚胎发育阶段没有遇到过的成分将被看做是"非自我"的，那么免疫系统就会将这些"非自我"的成分看做是外来入侵物，启动免疫应答，发动攻击，将其杀伤、消灭和清除，保护机体的正常功能。这种免疫耐受机制是保护人体自身组织成分不被免疫系统攻击和破坏的极其重要的方式，也是人类进化的重要体现之一。

有些人由于多种复杂因素的共同作用，导致他们的免疫系统不能区分"自我"和"非自我"，也就是免疫耐受被打破，免疫系统把其自身正常的组织成分当成"非自我"的入侵物，启动免疫应答反应，尤其是获得性免疫应答的建立，会产生针对自身组织成分的"自身抗体"，就引发了自身免疫性疾病。

6. 系统性红斑狼疮是怎么发生的？

在了解了人体的免疫系统和免疫耐受的概念后，我们来谈一下系统性红斑狼疮是如何发生的。

简单而言，系统性红斑狼疮的发病，是基因、环境因素和免疫系统之间复杂的相互作用，导致我们的身体对自身抗原的免疫耐受被打破，T淋巴细胞和B淋巴细胞的数量和功能异常，在血液中产生大量的针对自身组织器官的抗体，这些抗体与自身组织抗原结合形成很大的免疫复合物，在我们的组织和器官沉积下来，激活了补体，释放出一系列具有攻击作用的物质，同时也释放出很多致炎性的细胞因子，攻击了自身的器官组织，导致组织和器官的炎症和功能受损，引起了系统性红斑狼疮的症状和组织损害。

在系统性红斑狼疮患者中,固有免疫和获得免疫系统都参与了发病。比如在系统性红斑狼疮患者中检测到的补体水平降低,就是因为固有免疫系统中的补体参与了致病性的免疫应答,在损伤的组织器官里被消耗掉以后造成的。一些信号转导通路,比如在系统性红斑狼疮患者发病中起重要作用的一类树突细胞会释放大量的I类干扰素(IFN)——干扰素α,会通过以干扰素α为信号的细胞内通路来引起细胞功能紊乱,从而诱发疾病;除干扰素α和它的信号传导通路外,其他一些参与炎

系统性红斑狼疮(SLE)发病机理

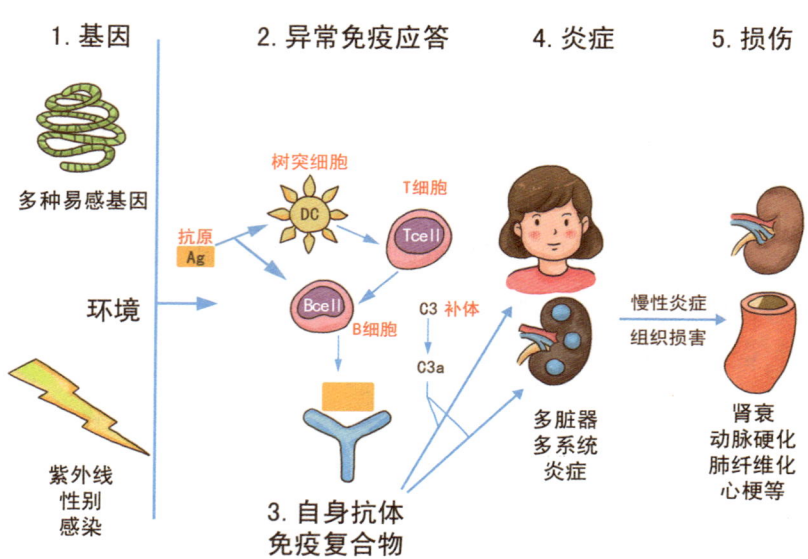

症和免疫应答的细胞内通路，如JAK激酶-STAT通路、TLR（Toll样受体）信号通路、NF-κB通路、B细胞受体信号等也与系统性红斑狼疮的发病密切相关。

SLE

第4章
系统性红斑狼疮会引起哪些症状?

第4章 系统性红斑狼疮会引起哪些症状？

1. 系统性红斑狼疮会引起哪些全身症状？

由于系统性红斑狼疮是一种全身性疾病，所以会引起全身反应。最常见的症状有发热、全身不适、乏力、食欲下降、消瘦等。这些都是机体对这样一个全身性疾病做出的反应。系统性红斑狼疮可以累及到全身几乎所有的器官和组织，因此可以引起多种临床症状。可以说，系统性红斑狼疮患者的临床表现是最复杂多样的，而且在疾病的不同阶段也会千变万化，这也是系统性红斑狼疮诊断和鉴别诊断困难的原因之一。下面我们将分系统给大家介绍一下系统性红斑狼疮引起的症状和体征。

2. 系统性红斑狼疮会引起哪些皮肤和黏膜症状？

皮肤和黏膜病变是系统性红斑狼疮患者最常见的症状，有些是系统性红斑狼疮最具有特征性的表现，例如，在鼻梁和颧骨面颊部位呈蝶形分布的红斑，形状像一只蝴蝶的翅膀，被称为"蝶形红斑"，是系统性红斑狼疮的特征性皮疹。其他常见的皮疹还有分布在眉弓、前额、耳朵、颈部等部位的红斑样皮疹，分布在手部的像冻疮样的皮疹；除了这些急性皮疹外，还有一些分布在面部的周边隆起、中间凹陷并颜色发白的盘状红斑，属于慢性皮肤病变；除了这些具有特征性的皮疹外，一些系统性红斑狼疮患者还会出现指甲周围红斑、结节性红斑、网状青斑样皮疹，少数患者还会出现脂膜炎样的皮下结节和表面皮肤凹陷样皮疹。

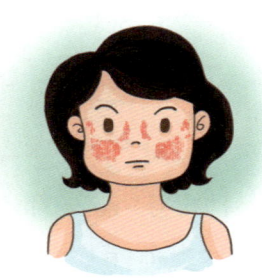

除了皮疹外，脱发、头发发质变脆、折断，也是常见的症状，有些患者会出现斑秃样脱发。雷诺现象（遇冷或精神紧张后出现的四肢末端皮肤苍白、青紫和潮红的顺序变化，一般在保暖后消失）等。

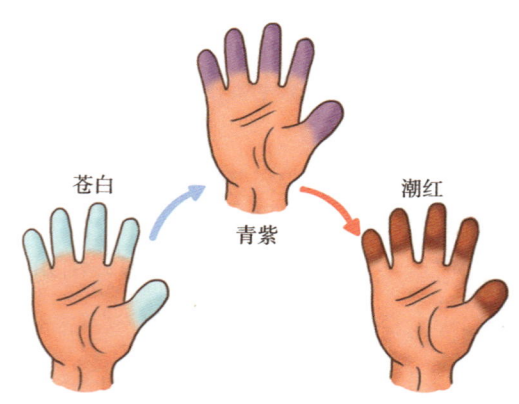

雷诺现象

系统性红斑狼疮病友最常出现的黏膜病变是口腔溃疡，通常出现在口唇、面颊部或舌的边缘，伴有疼痛，可反复出现，称为口腔阿弗他溃疡，通常是疾病活动的表现。

3．系统性红斑狼疮的皮疹有哪些特点？

在日晒后，尤其是强烈的日光照晒后，系统性红斑狼疮病友的皮疹会加重，或原来没有皮疹，在日光照射后出现了皮疹，这一现象称为光过敏。一般来说，系统性红斑狼疮引起的皮疹没有明显的瘙痒，但有些皮疹可能会出现疼痛。需要明确的是，并非系统性红斑狼疮病友出现的所有皮疹都是疾病的表现，一些使用药物后出现的瘙痒明显的皮疹，可能是由于药物过敏所致；在使用免疫抑制剂治疗后出现一些伴有瘙痒的皮疹时需要注意是否出现了真菌感染，应该去看医生，以明确诊断。

4．系统性红斑狼疮会引起哪些肌肉关节症状？

系统性红斑狼疮病友经常会出现多个关节疼痛、肿胀、晨僵，大多数病友的关节病变是对称性的，但通常不会引起关节滑膜破坏和骨质破坏，因此一般不会引起关节畸形。一般系统性红斑狼疮病友的关节肿痛是疾病活动的表现之一，在对疾病进行正确治疗后，关节肿痛会消失。

系统性红斑狼疮病友还有可能会出现肌肉疼痛和肌肉无

力，通常是疾病的一种反应，随着疾病得到控制，肌肉疼痛会消失；有少数病友的血液检查出现肌酶升高，这些病友可能是合并了系统性红斑狼疮伴发的肌炎，需要进行治疗。

长期服用激素的病友也有可能出现药物引起的肌肉症状，比如肌肉无力、疲劳，老年人中更多见。

少数系统性红斑狼疮病友在经过较长期的激素治疗后，会出现髋关节区域疼痛，如果髋关节部位的疼痛在活动后加重，休息后减轻，此时，需要就医，以排除无菌性股骨头坏死的可能。

5．系统性红斑狼疮患者出现肾脏病变时，会出现哪些症状？

系统性红斑狼疮容易累及肾脏，如果早期不经过及时治疗，几乎所有人都会出现肾脏病变。系统性红斑狼疮引起的肾脏病变称为狼疮肾炎，是系统性红斑狼疮最常见的重要器官病变，与患者的生存时间和生活质量关系密切。狼疮肾炎会引起眼睑和下肢浮肿、尿中出现泡沫、血

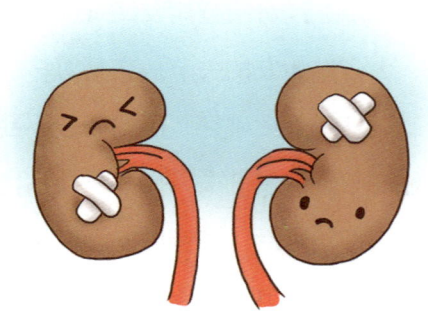

尿，一些人会出现高血压，尿液检查时可以出现蛋白尿、血尿，重症患者可以出现肾功能异常等，最终可以引起肾功能衰竭，需要透析或肾脏移植治疗。

2005年以前，狼疮肾炎是引起我国系统性红斑狼疮患者死亡的3个最常见原因之一。2005—2010年间，由于治疗的进步和更多药物的出现，狼疮肾炎患者的存活情况得到了显著改善，进展为终末期肾病的患者比例比以前有所下降，但狼疮肾炎仍然是系统性红斑狼疮最不可忽视的器官损害。

6. 系统性红斑狼疮会引起哪些肺部症状？

系统性红斑狼疮引起的肺部病变最常见的是胸膜炎，多伴

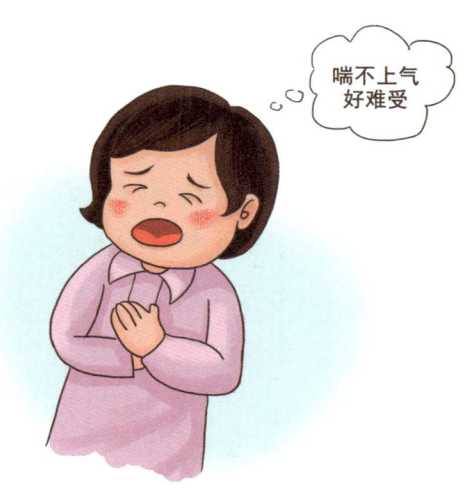

有少量胸腔积液。极少数患者会出现肺间质病变，主要表现为干咳、活动后气促。少数患者还可以出现肺动脉高压，极个别患者会出现肺泡出血，表现为咯血。但出现肺梗死、肺萎陷综合征者极为罕见。

7. 系统性红斑狼疮会引起哪些心血管系统症状？

系统性红斑狼疮如果出现心脏受累，常出现的是心包炎，表现为心包积液，但是通常积液量比较少，大多数患者并没有相应的症状，多半是在做心脏检查时才发现的。少数病友会出现心悸、憋气、胸闷、下肢肿的症状，这时需要检查是否出现了心肌炎等。大多数情况下系统性红斑狼疮对心肌的损害不太严重，但重症的患者可能会出现心功能衰竭。少数系统性红斑狼疮患者还会出现冠状动脉病变，导致心绞痛、心电图ST-T改变甚至是急性心肌梗死。除了疾病本身引起的冠状动脉病变的可能性以外，长期使用糖皮质激素还会导致动脉粥样硬化的提前发生。除了心脏以外，系统性红斑狼疮患者的各级血管都有可能会受到动脉粥样硬化的影响，出现血管狭窄、闭塞、扩张和血管瘤等。

8. 系统性红斑狼疮会引起哪些神经系统症状？

系统性红斑狼疮引起的神经系统损害又称为神经精神狼疮，我国约有4.8%的系统性红斑狼疮患者会出现神经系统疾病。虽然发生神经精神狼疮的患者比狼疮肾炎少很多，但这是非常严重的并发症。系统性红斑狼疮引起的神经系统病变可以分为神经病变和精神异常。神经系统病变又可分为周围神经系统病变和中枢神经系统病变。周围神经系统出现病变可以表现为手足发麻或感觉异常；中枢神经系统出现病变时，症状较轻的患者会出现头痛、头脑不清楚、记忆力减退或认知障碍，病变重的患者会出现脑血管意外（脑卒中）、昏迷、癫痫等。精神异常的患者可以出现抑郁、性格改变、行为异常、妄想，甚至会出现精神分裂症等。

神经精神狼疮是重症系统性红斑狼疮的表现。我国的研究显示，神经精神狼疮是引起死亡的前三位原因。当系统性红斑狼疮患者出现神经精神症状时应立即就医，若不及时诊治，会造成不可逆的病变，影响患者的寿命。

9. 系统性红斑狼疮患者会出现哪些消化系统症状？

系统性红斑狼疮患者常常会出现恶心、胃部不适、腹胀、呕吐、腹痛、腹泻或便秘等,但是,这些症状绝大多数是因为服用了治疗系统性红斑狼疮的药物引起的,真正由于系统性红斑狼疮引起的胃肠道症状并不多见。

系统性红斑狼疮可能会引起肠系膜血管炎,表现为腹痛、便血,按压腹部会出现腹痛,甚至可能会出现肠穿孔、肠梗阻等表现。一般来说,这些表现是系统性红斑狼疮病情活动的一部分。少数系统性红斑狼疮患者还有可能发生急性胰腺炎,表现为腹痛、血淀粉酶升高,与一般的急性胰腺炎相似。还有少数患者会出现肝脏受累,血液中可以检测到肝酶增高,只有极少数人会出现严重肝损害和黄疸。

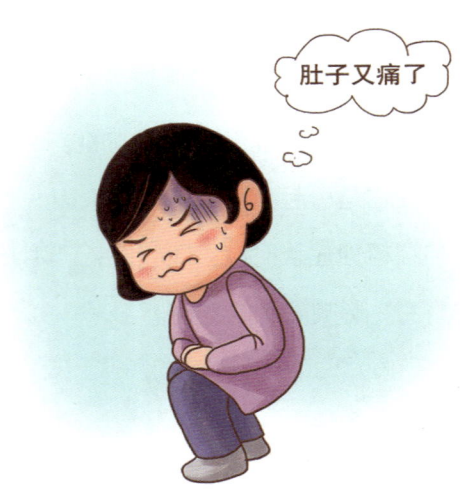

第4章 系统性红斑狼疮会引起哪些症状？

10. 系统性红斑狼疮患者会出现哪些眼部症状？

系统性红斑狼疮引起的眼部症状有眼红、眼痛、怕光，一些病友还可能出现视力下降，这些症状根据眼部病变部位不同而有所差异。系统性红斑狼疮引起的眼部病变包括结膜炎、葡萄膜炎、眼底改变、视神经病变等。眼底改变包括出血、视乳头水肿、视网膜渗出等，视神经病变可能会导致突然失明。系统性红斑狼疮经常会导致继发性干燥综合征，表现为眼干、眼泪减少。

11. 系统性红斑狼疮会引起哪些血液系统症状？

系统性红斑狼疮引起的血液系统病变，最常见的是贫血、白细胞减少或者血小板减少。贫血可能是由慢性疾病引起的贫血或者肾脏病变造成的，有些系统性红斑狼疮患者出现的重度贫血常常是自身免疫性溶血导致的。系统性红斑狼疮患者出现的白细胞减少很常见，通常是轻度减少，这属于疾病活动的表现，在进行全身治疗后基本都会恢复正常。在这里需要指出的是，一些治疗系统性红斑狼疮的免疫抑制剂也常会引起白细胞减少，因此，出现白细胞减少时需要仔细加以鉴别。系统性红斑狼疮导致的血小板减少可以很轻，也可以很重，多数也是疾病活动的表现。血小板减少可以引起皮肤出血点、紫癜、牙龈出血、鼻出血等，严重时可引起内脏出血，如便血、咯血等。血小板减少与血清中存在抗血小板抗体、抗磷脂抗体和骨髓巨核细胞成熟障碍有关。

12. 系统性红斑狼疮还会引起哪些其他症状？

除了以上常见的受到影响的系统以外，系统性红斑狼疮患者出现动脉硬化的概率远高于健康人群。由于糖皮质激素的使用以及疾病的影响，系统性红斑狼疮患者发生骨质疏松、脆性骨折的发生率均高于同龄的普通人。此外，有研究显示，系统性红斑狼疮患者发生恶性肿瘤的风险也高于普通人群。

13. 系统性红斑狼疮对生育有什么影响？

系统性红斑狼疮是一种在育龄期女性高发的疾病，由于以前对系统性红斑狼疮的认识不足、治疗手段缺乏，因此很多患者存活期很短，更谈不上生育的问题。但是随着对疾病的不断认识和治疗的进展，越来越多的病友的病情可以得到很好的控制，系统性红斑狼疮患者的存活时间也大幅延长，因此，生育就成为系统性红斑狼疮病友们不可避免要遇到的问题。由于雌

第4章
系统性红斑狼疮会引起哪些症状？

性激素与系统性红斑狼疮发病有着密切的关系，因此怀孕过程与病情发展之间会存在复杂的互相影响关系，系统性红斑狼疮患者怀孕后发生病情加重、产科并发症如子痫前期、子痫等的发生率明显升高，系统性红斑狼疮患者的胎儿发生自然流产、死胎、宫内发育迟缓等的发生率也明显高于普通人，因此怀孕的时机选择、怀孕后的病情监测、分娩方式、哺乳以及新生儿的监测等都需要由医生仔细斟酌来做出决定。

SLE

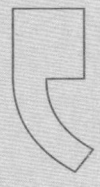

第5章

医生是如何诊断系统性红斑狼疮的?

第5章 医生是如何诊断系统性红斑狼疮的？

1. 医生是怎么诊断系统性红斑狼疮的？

医生主要是根据患者的症状（也就是临床表现）和血液检查两个方面的情况来做出系统性红斑狼疮的诊断的。有些时候，还需要通过组织活检，寻找疾病的证据来做出诊断，最常用的是肾脏活检，由此可以看出，做出系统性红斑狼疮的诊断是比较复杂的过程。由于系统性红斑狼疮的临床表现复杂，个体差异很大，有些时候医生需要随诊患者一段时间后才能最后确诊。在临床症状方面，我们前面提到的都可以作为诊断的依据和参考。在血液检查方面，存在自身抗体是十分重要的，尤其是一些系统性红斑狼疮所特有的自身抗体，对明确诊断十分重要。在系统性红斑狼疮活动时一般会出现补体减低，因此补体降低也可以作为诊断系统性红斑狼疮的依据之一。

2. 系统性红斑狼疮需要和哪些疾病鉴别？

从前面的描述可以看出，系统性红斑狼疮的一些症状不具有特异性，因此，医生在明确诊断，或确定患者的症状是否为系统性红斑狼疮引起的之前，需要仔细与其他一些疾病进行鉴别，尤其是需要与感染性疾病、是否为药物治疗的不良反应、其他合并疾病、或一些恶性疾病等进行鉴别。通常需要通过详细的病史询问和一系列化验检查，以及影像学检查来区分和鉴别，有时还需要与其他相关科室的医生一起会诊，才能最终明确诊断。

3. 如何做到系统性红斑狼疮的早期诊断？

系统性红斑狼疮的早期症状和很多其他系统性疾病的表现很相似，症状没有特异性，所以容易导致漏诊和误诊，尤其是早期诊断，有时比较困难。因此，当出现以下症状时，比如，出现不明原因的反复发热，且抗感染治疗效果差；反复发作的关节痛和关节炎；不能用其他原因解释的皮疹、网状青斑、雷诺现象等；病因不明确的腹痛；没有诱因的脑梗死、癫痫发作；在年轻女性中出现的心肌梗死，肾脏疾病或不明原因的蛋白尿；血小板减少性紫癜或溶血性贫血等，建议您尽快去有风湿免疫专科的医院就诊，请医生给您做相关的检查，明确是否存在系统性红斑狼疮的可能，做到早期诊断。

SLE

第6章
系统性红斑狼疮会引起哪些化验和检查异常?

第6章 系统性红斑狼疮会引起哪些化验和检查异常？

系统性红斑狼疮是一种自身免疫性疾病，可以影响到几乎全身所有的器官和组织，因此，在进行血液和影像学检查的时候会出现很多异常，尤其是在疾病活动期和疾病晚期。因此，了解这些血液学检查和影像检查异常，对了解您的病情有一定帮助。但是，我们想说明的一点是，由于系统性红斑狼疮的临床表现复杂，血液学和影像学检测结果会受到病情本身、治疗药物以及一些检查项目本身的特点等许多内在关联因素的影响，因此，作为病友，很难去理解和读懂这些检查，尤其是一些自身抗体的检查和影像学检查结果，所以，最终的解释，还需要由您的医生来决定。

1. 系统性红斑狼疮会引起哪些血常规检查项目异常？

血常规是指通过观察血液细胞的数量和分布来判断血液中细胞的组成成分是否存在异常，通常是作为血液检查的第一步，也是最基本的检查。血常规的检测指标很多，但主要包括三大系统的指标，即红细胞系、白细胞系和血小板系相关指标。系统性红斑狼疮患者在疾病处于稳定状态、疾病控制良好时，血常规检查可以是完全正常的。在一些患者可能会出现贫血，也就是血红蛋白降低，这多与疾病的慢性过程有关，随着疾病的状态逐渐好转，贫血也会逐渐得到纠正。在急性期，贫血可能是由于疾病引起的免疫介导的溶血性贫血所致；疾病活动时一些患者会出现白细胞降低，同时伴有淋巴细胞降低，经过治疗疾病得到控制后，白细胞计数和淋巴细胞计数会恢复正常，很少有重度白细胞减少至粒细胞缺乏者；但是一些免疫抑制剂会引起白细胞计数减低，在服用激素的最初数月内，会出现白细胞升高，因此，对于白细胞计数的变化，需要具体问题具体分析，交给医生来综合判断；血小板减少通常也是疾病活动的表现，但是，一些药物也会引起血小板降低，另外，一些病友会出现慢性血小板减少，因此，对于血小板与疾病活动性的关系，也应由医生综合判断。

2. 狼疮肾炎患者会出现哪些尿液检查结果异常？

能够反映肾脏病变的直接指标就是尿液检查结果，一般来说，尿常规化验单上与肾脏疾病关系密切的指标包括酸碱度（pH）、尿比重（SG）、尿蛋白（PRO）、隐血（BLD）、白细胞（WBC）、红细胞（RBC）和管型。系统性红斑狼疮引起的狼疮肾炎患者在进行尿常规检查时，会出现尿蛋白阳性，一般蛋白量的多少可以用加号的多少来粗略表示，加号越多，表示尿中蛋白含量越高，肾脏病情就越严重；一些检查报告会用数字来给出尿蛋白的量，也是粗略估计的，如果想明确尿蛋白的确切数量，常用的是24小时尿蛋白定量；尿红细胞增多或尿中潜血阳性也是狼疮肾脏病变的表现，通常为病变活动的表现，尤其是异常形态的红细胞，一般是说明存在肾小球病变；管型也是反映肾脏病变的重要指标，可以有上皮管型、红细胞管型和白细胞管型；虽然尿中白细胞数量增多通常表示存在泌尿系统感染，但在系统性红斑狼疮患者的肾脏病变中，可以出现大量白细胞，甚至出现脓尿和白细胞管型，是肾脏出现急性病变的表现；因此，尿中出现白细胞，需要进行鉴别诊断。

3．系统性红斑狼疮会出现哪些自身抗体？

系统性红斑狼疮是一种非常典型的自身免疫性疾病，患者的血液中可以检测到大量、种类繁多的自身抗体。可以说，自身抗体是系统性红斑狼疮患者血液检查异常的标志。根据自身抗体种类的不同，可以分抗核抗体谱、抗磷脂抗体谱与其他自身抗体。抗核抗体是一组针对细胞核内的DNA、RNA、蛋白或这些物质形成的分子复合物而产生的自身抗体。根据产生抗体的自身抗原不同，抗体也有各自不同的名称，例如，抗核抗体中可以有抗ds-DNA(双链DNA)抗体、抗组蛋白抗体、抗非组蛋白抗体、抗核仁抗体等。

4. 抗核抗体谱都包括哪些抗体？

抗核抗体谱的检测不仅可以为确诊系统性红斑狼疮提供依据，抗核抗体谱中的一些抗体还有可能帮助医生判断疾病的活动性、预测可能出现的脏器损害。抗核抗体谱的主要组成抗体包括抗核抗体（ANA）、抗ds-DNA抗体、抗组蛋白抗体、抗核糖核蛋白抗体（抗U1RNP抗体）、抗Sm抗体、抗SS-A抗体、抗SS-B抗体、抗Scl-70抗体、抗Jo-1抗体、抗r-RNP（抗核糖体核蛋白抗体）、抗着丝点抗体和抗核仁抗体。这些抗体都可以在系统性红斑狼疮患者中检测到。

抗双链DNA抗体在活动期系统性红斑狼疮患者中是升高的，经过治疗后可以转为阴性。如果抗ds-DNA抗体大幅度或持续升高，通常代表疾病出现了活动。但是在临床上也有一些病友的抗ds-DNA抗体持续阳性，而并没有疾病活动的表现，所以，不能单凭抗ds-DNA抗体阳性或滴度升高就认为疾病处于活动期，一定要与临床表现和其他的检测指标综合起来判断。其他抗核抗体的滴度和疾病的活动性没有直接关系。抗Sm抗体是系统性红斑狼疮的标记抗体，与疾病的活动性无关。其他自身抗体与疾病的活动性也没有直接关系，但与一些特殊临床表现存在一定相关性，例如伴有精神神经病变的患者抗rRNP抗体阳性率较高。

5. 抗磷脂抗体和系统性红斑狼疮之间有什么关系?

抗磷脂抗体包括抗心磷脂抗体、抗$β_2$GP-1抗体（抗$β_2$糖蛋白-1抗体）和狼疮抗凝物，虽然在系统性红斑狼疮患者中最多见，但也可见于没有系统性红斑狼疮患者。抗磷脂抗体与系统性红斑狼疮患者的心脏病变、血栓形成相关，对于女性患者，还与反复发生的流产、子痫等有关。

6. 为什么说检测系统性红斑狼疮患者血液中的补体水平很重要?

补体是存在于正常人和动物血清及组织液中的一组具有酶活性的蛋白质。临床上通常检测的补体成分主要包括总补体（CH50）、C3和C4。由于自身抗体和自身抗原结合后可以形成大的免疫复合物，免疫复合物在组织器官中沉积下来，激活补体，参与组织和器官的破坏，因此补体在系统性红斑狼疮引起的脏器损伤中起重要作用。由于补体在组织损伤过程中被消耗掉，因此在疾病处于活动期的患者，血中的补体成分是下降的，可以出现CH50、C3和C4降低。但是，一些系统性红斑狼疮病友会存在先天的补体C4缺乏，并不代表疾病活动；也有一些患者长期补体水平低下，但并没有疾病活动的表现，因此对于补体水平有正确的认识,才能正确判断疾病的活动性,这都需要交给您的医生来综合判断。

7. 系统性红斑狼疮患者还需要做哪些血液检查?

除了前面提到的血、尿常规和抗体、补体检查外,还需要检查肝肾功能。因为系统性红斑狼疮本身就会影响到肝肾功能,而且一些治疗使用的药物,尤其是免疫抑制剂,最常见的不良反应就是血液和肝脏功能损害,因此,定期检查肝肾功能,不仅是对疾病本身进行监测,也是监测药物不良反应、保证治疗安全的重要措施。

8. 系统性红斑狼疮患者需要做哪些影像检查?

因为系统性红斑狼疮可以累及到全身所有组织器官,单靠血液和尿液检查不能全面了解脏器损害的情况。因此,利用影像学技术来发现或确定脏器损害,对了解疾病的活动性和严重程度是非常重要的。常用的影像学检查主要有普通X光摄片,主要用于发现骨骼关节病变,CT主要用于发现一些脏器的结构改变,如脑梗死、脑出血等;肺部CT可以发现是否存在胸膜病变和肺部的其他浸润性疾病或间质病变;CT结合血管成

第6章
系统性红斑狼疮会引起哪些化验和检查异常？

像可以发现是否出现了血管本身的病变；核磁共振不仅可以用来发现神经系统病变，也可用于发现胃肠道病变；超声检查可以用来检测和发现心血管、腹部脏器和软组织的病变。至于使用哪种影像学技术，还需要医生根据您的临床情况来决定选择哪种影像学检查最合适。

9. 我自己能看懂化验单吗？

中国有句老话，"久病成医"，这种情况对于一些临床表现相对简单的疾病，比如高血压、糖尿病等，是基本可以做到的。但是，对于像系统性红斑狼疮这样复杂的疾病，您可能很难"成医"，因为系统性红斑狼疮引起的临床症状多变，无论是疾病本身所致，还是药物的治疗反应所致，都需要对疾病和治疗药物有非常深入的了解才能做到，有时就算是有经验的专家，也需要一些时间来甄别；此外，化验检查结果不仅和疾病有关，也和治疗药物有关，一些检查项目之间还存在一些内在联系，因此，作为病友，您可能很难看懂化验单。所以，建议您按照医生的要求，定期复查，请医生帮您综合判断。但是，您也并非完全被动，当身体出现不适的时候，您可以比较最新的和既往相同检查项目的数值，如果发生了明显的变化，就应该立即去看医生了，请医生帮您分析，做出判断。

SLE

第7章
如何治疗系统性红斑狼疮？

第7章
如何治疗系统性红斑狼疮？

在确诊系统性红斑狼疮以后，病友们最关心的问题就是医生如何来治疗这个病了。病友们除了关心自己在接下来的日子里会用到哪些药物外，也会十分关心这些药物需要服用多长时间？哪些是对药物的正常反应？哪些可能是药物引起的不良反应？接下来，我们会根据系统性红斑狼疮治疗中常用到的治疗药物，按照分类来向各位病友做一些简单的介绍，主要介绍这些药物的作用原理，还要介绍一些常见的、需要引起关注的不良反应，希望大家对自己会使用到的药物做到心中有数。但是，我们最想传达的理念是，由于系统性红斑狼疮病情复杂，每个病友的病情千差万别，在不同的阶段会接受不同的治疗，因此您最需要到正规医院的风湿免疫科就诊，根据医生的要求来按时、按量服药，避免自己盲目减药、停药，更不要去看别的病友在服用什么药物就自己开来吃，因为每个人在不同的疾病阶段，有不同的脏器损害、不同的疾病活动度时使用的药物都是不同的；这样才有可能达到最佳的治疗效果，同时也能及时发现药物的不良反应。

1. 系统性红斑狼疮的治疗原则和目的是什么？

了解这一点对于广大的病友来说非常重要，因为治疗的原则和目的与我们每个病友的治疗结局密切相关。了解了这些根本问题，我们才能更好地预知我们的治疗前景，更好地配合医生来治疗。所以了解系统性红斑狼疮的治疗原则与目标不单纯是医生的事情，也是关系到我们每个病友切身利益的大事。

首先，我们必须明确，系统性红斑狼疮是一种终身性的疾病，病程长，在患病的过程中复发和缓解会交替出现是这个疾病的基本特点，就像晴天和雨天一样。由于系统性红斑狼疮的发病原因和发病机制还没有完全明确，因此，目前的医学发展现状尚不能根治这个疾病，不能"除根"。

很多研究表明，系统性红斑狼疮患者的疾病活动度越高，器官损害和死亡的风险越高，延误诊断和治疗的时间越长，造成脏器损害和不可逆脏器损伤积累的可能性越大，长期结局会越差。只有做到早期诊断和早期规范治疗才会有利于控制疾病活动度，改善治疗效果，因此，早发现、早诊断、早治疗是系统性红斑狼疮治疗的原则。

对于急性期或复发患者，应该尽快控制病情，尽快使疾病得到缓解，降低器官损害。此外，系统性红斑狼疮的治疗还需要根据不同的疾病活动情况和严重程度选择不同的治疗方案，尽快控制病情，避免或者延缓出现组织或者器官损伤，实现短期快速控制疾病进展的目标。

在疾病稳定期，病友们则应该定期检查、监测病情变化、按照医生的医嘱调整服药，早期发现疾病复发的迹象，并且密切监测药物的不良反应。

总而言之，系统性红斑狼疮治疗的短期目标是控制疾病活动、改善症状，使疾病得到缓解，长期目标是预防和减少系统性红斑狼疮的复发，减少药物带来的不良反应，预防和控制疾病所带来的器官损害，实现病情长期持续缓解，提高患者的生活质量。

2. 治疗系统性红斑狼疮的药物有哪些？

目前用来治疗系统性红斑狼疮的药物包括以下五大类：糖皮质激素（以下简称激素）、抗疟药、传统免疫抑制剂、生物制剂和中成药等，由于这些药物的作用机制、疗效和副作用差异很大，所以临床医生会根据病友们的疾病表现、疾病的严重程度，如果以前曾经接受过治疗，还会根据您既往的治疗用药情况，以及对药物治疗的反应等具体情况，来制定和调整治疗方案。大家可以看出，治疗方案是个体化的，是"量身定做"的。

3. 为什么说激素是治疗系统性红斑狼疮的重要药物？

对于系统性红斑狼疮患者来说，几乎每个人都会用到激素。这一方面是由于目前激素是所有药物中抗炎作用最强的免疫抑制剂，具有起效快速、疗效确切的特点；另一方面，系统性红斑狼疮在急性发作期，医生需要使用起效快速、作用明确而强效的药物来快速控制住病情，所以说，激素是每个系统性红斑狼疮病友都会用到的治疗系统性红斑狼疮的基本药物。

4. 激素都有哪些作用？

激素具有很强的抗炎功能和免疫抑制作用，这是它用来治疗自身免疫性疾病的基础作用。但激素对人体的影响也是比较大的，会影响到人体的三大代谢过程，即糖代谢、脂肪代谢和蛋白质代谢，这也就不难理解为什么激素有升高血糖、促进脂肪重新分布引起"水牛背、满月脸"样的改变，以及蛋白分解而导致的乏力、肌肉萎缩等表现，激素还会引起水、钠潴留，导致血压升高、下肢水肿等作用。

5. 所有的激素药物都一样吗？

在系统性红斑狼疮的治疗过程中，大多数情况下医生会给您口服激素，但有时也会给您静脉输激素；而激素又有不同的名称，比如泼尼松（通常称为强的松）、泼尼松龙（通常称为强的松龙）、甲基泼尼松龙、倍他米松、曲安奈德和地塞米松等。之所以有这么多种类的激素，就是因为这些激素虽然在基本框架上有着共同之处，但由于存在一些化学结构的细微差别，造成这些激素的作用持续时间是不一样的。因此，根据其作用时间，激素可分为短效、中效与长效三种类型，短效的糖皮质激素有氢化可的松、可的松；中效激素有泼尼松、泼尼松龙、甲基泼尼松龙；长效激素有曲安奈德、地塞米松和倍他米松。这些不同种类的激素之间有着等效剂量，一般都以泼尼松的剂量作为标准来制定等效剂量，所谓等效剂量即达到同等的治疗效用的剂量。医生会根据您的具体病情来选用不同作用时间的激素、以及选择不同的给药方式。

6. 如何合理使用激素？

激素的作用强度和疗效与剂量有明确的相关性，因此，其使用剂量和疗程也主要是根据病情的严重程度以及病变器官来决定的。激素治疗系统性红斑狼疮可根据剂量大小分为冲击疗法（冲击治疗指在短时间内大剂量使用，以迅速控制病情恶化）、大剂量、中等剂量和小剂量。

激素的冲击疗法通常为甲基泼尼松龙 500~1000 mg/d 静脉滴注，连续3天为一个疗程，如果病情需要，可以间隔5~30天再次使用。一般是在出现"狼疮危象"，也就是出现严重的器官或者系统损害，危及到重要脏器功能和患者生命时，才需要进行甲基泼尼松龙冲击治疗。

大剂量激素一般指≥1mg/kg（千克体重）/d（天）的泼尼松或等效剂量的其他激素，一般用于治疗有脏器损害的或重度活动的系统性红斑狼疮患者。

中等剂量的激素一般指0.5~1mg/（kg·d）的泼尼松或等效剂量的其他激素，主要用于治疗中度活动的系统性红斑狼疮患者。

小剂量激素为≤10mg/d的泼尼松或等效剂量的其他激素，一般用于轻症系统性红斑狼疮患者或者疾病的维持期治疗。

系统性红斑狼疮患者使用激素的剂量与时间长短，需要医生根据病友们的个人情况、病情活动度以及不良反应等多个因素来调整。激素的剂量一般会选择能控制住疾病所需要的最低剂量。对于轻度的患者，可以单独使用激素，中度和重度的患者一般需要联合免疫抑制剂和/或生物制剂来治疗。

待病情得到控制后，即开始逐渐减少激素的使用剂量，在减量过程中必须密切监测疾病情况，避免复发。

7. 激素主要都有哪些不良反应？

不良反应，就是大家常说的"副作用"。激素的不良反应

第7章
如何治疗系统性红斑狼疮？

随着剂量的增加而增多。一般来说，长期中、高剂量激素治疗会带来一系列的不良反应。

最能被病友们体会到的不良反应是激素带来的兴奋作用，比如失眠、食欲增加、手抖等，病友们看到的身体最直观的变化是激素对皮肤的影响，比如紫纹、痤疮、皮肤变薄等；激素对代谢的影响会出现一些最典型的改变，比如，对脂肪代谢的影响会引起库欣综合征，表现为满月脸和向心性肥胖，病友们会感觉自己"变丑"了；除此以外，激素对代谢的影响还会表现为低钾血症、高血压、高血脂和骨质疏松，这些不容易被病友们直接感觉到，在做检查的时候才被发现。使用激素的时间越长，发生率会越高。一些病友会出现血糖升高，尤其是老年

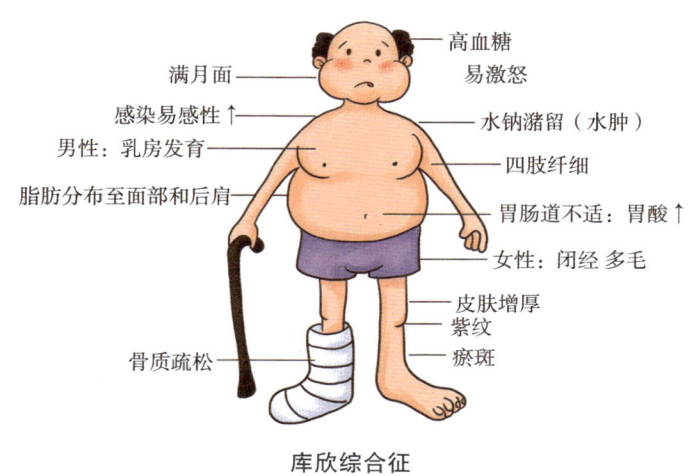

库欣综合征

人和有糖尿病家族史的病友更容易发生，一些病友甚至会在服用激素后被诊断出糖尿病，称为"类固醇糖尿病"。

此外，激素剂量大的时候还会引起消化道溃疡；由于激素对血糖、血脂的影响，在长期使用后，会增加发生心血管系统病变的风险；一些患者会出现白内障等；激素还可能增加感染发生率，尤其是大剂量的时候。

老年人使用激素后的反应可能会与年轻人有所不同，可能失眠、低钾血症和肌肉无力更多见。

8. 羟氯喹是一种什么样的药物？

羟氯喹是一种抗疟药，可以通过抑制干扰素α的产生、抑制T细胞激活来起到治疗系统性红斑狼疮的作用。另外，羟氯喹有抗光过敏的作用，对轻型系统性红斑狼疮患者的光过敏、盘状红斑等皮肤病变、关节病变有较好的疗效，而且长期的大样本人群临床研究发现，羟氯喹具有较好的安全性，因此，羟氯喹被用来治疗系统性红斑狼疮患者的皮肤和关节病变。

除此以外，多项研究结果显示，系统性红斑狼疮患者长期服用羟氯喹可以降低疾病活动度、降低发生器官损伤和血栓的风险、减少激素的使用剂量；羟氯喹还具有特殊的代谢调节作用，可以改善血脂情况，在一定程度上可以防止或延缓心脑血管疾病的发生，提高长期生存率，因此，羟氯喹已被作为系统性红斑狼疮治疗的背景药物。所谓背景治疗药物，就是除了有禁忌的人以外，所有的系统性红斑狼疮病友都应该使用。

此外，系统性红斑狼疮病友在怀孕期间使用羟氯喹治疗可减少孕期疾病复发的次数、治疗轻症复发、降低疾病活动度，且对孕妇和胎儿均无不良影响。

羟氯喹的剂量通常不超过5mg/kg（实际体重）。

9. 羟氯喹有哪些副作用？

羟氯喹的总体安全性比较好，出现副作用的人比较少。

羟氯喹的常见副作用有：食欲不振、恶心、呕吐、腹泻及腹部痛性痉挛；一些患者会出现脱发、瘙痒、皮肤及黏膜色素沉着、皮疹（荨麻疹、斑丘疹多见）；极少数人会出现中枢神经系统不良反应，比如兴奋、情绪改变、梦魇、精神病、头痛、头昏、眩晕、耳鸣、眼球震颤、神经性耳聋、惊厥、共济失调等。羟氯喹最严重的副作用在眼部，可引起视网膜病变，患者会感觉视觉模糊，在光线周围出现光晕，但发生率很低。为了防止这一严重不良反应的发生，对于长期使用羟氯喹或者使用高剂量羟氯喹的病友，或者伴随肝肾疾病的病友，或有视网膜或黄斑疾病史、高龄的病友都应该在用药前和用药后每年进行一次眼科检查。除以上这些病友以外，其他的病友也应尽可能在用药前和用药5年后进行一次眼科检查，主要行眼底和视野检查，以监测羟氯喹可能带来的眼部影响。一旦发现眼部病变，应立即停药，去医院就诊。

10. 什么是免疫抑制剂？

顾名思义，免疫抑制剂就是对免疫功能具有抑制作用的一大类药物，这些药物通过对免疫系统组成成分的功能进行抑制，来抑制自身免疫性疾病患者体内异常升高的自身免疫反应，纠正患者身体内存在的免疫功能紊乱，起到治疗疾病的作用。

11. 在什么情况下医生会给您使用传统免疫抑制剂？

免疫抑制剂具有抑制自身免疫反应和抗炎作用，可以抑制免疫系统攻击自身组织和器官，起到治疗系统性红斑狼疮的功效。对于中重度系统性红斑狼疮患者，在激素治疗的同时，建议联合免疫抑制剂治疗，这一方面可以加强治疗，更好地控制疾病，另一方面也可以帮助减少激素的使用剂量，更好地预防疾病复发。对于激素联合羟氯喹治疗效果不佳的系统性红斑狼疮病友，或者没有办法把激素的剂量控制在相对安全的剂量以下的病友，都可以联合使用免疫抑制剂。如果是器官功能受到影响的病友，在最开始治疗的时候就应该联合使用免疫抑制剂。对于前面提到的有"狼疮危象"的系统性红斑狼疮病友，在激素冲击治疗的同时，除有禁忌外，应该联合使用免疫抑制剂来治疗。

免疫抑制剂的种类比较多，而且作用机制各不相同，所以医生会根据病友的疾病严重程度以及受到疾病影响的器官和组织来进行选择。

12. 治疗系统性红斑狼疮的传统免疫抑制剂有哪些？

目前用于治疗系统性红斑狼疮的传统免疫抑制剂有：环磷酰胺、霉酚酸酯、硫唑嘌呤、甲氨蝶呤、来氟米特、环孢素、他克莫司等。这些免疫抑制剂的作用机制比较复杂，但总体来说，都是通过抑制免疫系统中的T和/或B淋巴细胞功能，或通过杀伤T和/或B淋巴细胞，来实现治疗作用的。

（1）环磷酰胺适用于哪些疾病情况？

环磷酰胺是一种主要通过影响免疫细胞的DNA合成来抑制或耗竭T、B淋巴细胞的传统免疫抑制剂，可以抑制系统性红斑狼疮患者的自身免疫反应、减少自身抗体的产生。环磷酰胺对免疫细胞的抑制作用较持久，是治疗重症SLE的有效药物之一，尤其对狼疮肾炎、重症神经系统受累和血管炎，环磷酰胺与激素联合使用能有效地诱导疾病缓解，阻止和逆转病变的发展，改善远期预后。

环磷酰胺有口服和静脉注射两种使用方法。目前普遍采用的是标准的环磷酰胺疗法，即$0.5\sim1.0g/m^2$体表面积，每$3\sim4$周1次静脉输液。口服环磷酰胺剂量为$50\sim100mg/d$或隔日一次。

（2）硫唑嘌呤适用于哪些疾病情况？

硫唑嘌呤可抑制淋巴细胞的增殖，起到免疫抑制作用。硫唑嘌呤通常为系统性红斑狼疮诱导缓解后的维持期的治疗药物，具有减少疾病复发和脏器损伤的作用，常用于包括狼疮肾炎和神经精神狼疮的维持治疗。常用剂量为$2\sim2.5mg/kg/d$。

（3）甲氨蝶呤适用于哪些临床情况？

甲氨蝶呤通过抑制淋巴细胞的增殖与活化作用，起到免疫抑制作用。通常用于治疗轻中度非肾脏受累的系统性红斑狼疮。甲氨蝶呤多采用每周1次的给药方式，常用剂量为$7.5\sim25mg/$周。

（4）来氟米特适用于哪些临床疾病情况？

来氟米特（LEF）通过阻断淋巴细胞的活化和增殖来实现其免疫抑制作用。有研究显示，来氟米特对一些增殖性狼疮肾炎有一定的治疗作用，可以作为狼疮肾炎治疗的备选药物。常用剂量为20~30mg/d。

（5）环孢素适用于哪些临床情况？

环孢素A主要通过抑制白介素-2的合成和释放，抑制、改变T细胞的生长，也能减少自身抗体的产生。主要适用于膜性和增殖性狼疮肾炎及伴免疫性血小板减少症的系统性红斑狼疮病友。通常使用剂量为3~5mg/（kg·d），一般每天2次服用。由于食物会影响环孢素的吸收，因此最好是在空腹或至少进食前1小时或进食后2~3小时服用。

（6）他克莫司适用于哪些临床情况？

他克莫司与环孢素A同属一类药物，通过阻滞T淋巴细胞激活过程以及抑制T淋巴细胞依赖性抗体生成作用而产生免疫抑制作用；他克莫司较环孢素对T淋巴细胞的抑制作用强10~100倍。目前他克莫司主要用于治疗膜性和增殖性狼疮肾炎及系统性红斑狼疮伴免疫性血小板减少症。口服给药每日剂量为0.15~0.3mg/kg，分2次服用。由于食物会影响他克莫司的吸收，因此最好是在空腹或至少进食前1小时或进食后2~3小时服用。

（7）霉酚酸酯应用于哪些临床情况？

霉酚酸酯又称吗替麦考酚酯，可选择性抑制T和B淋巴细胞增殖，还可抑制B淋巴细胞产生抗体。大量的临床研究显示,霉酚酸酯和环磷酰胺均可作为III型和IV型狼疮肾炎的诱导期治疗药物,能有效实现缓解,降低疾病复发。《2020年中国系统性红斑狼疮诊疗指南》推荐霉酚酸酯用于治疗中重度SLE。

霉酚酸酯用于狼疮肾炎诱导期治疗的成人推荐剂量为1~2g/d,分2次口服,维持期推荐剂量为每日0.5~1.5g,分两次口服给药。

13. 传统免疫抑制剂有哪些副作用?

由于传统免疫抑制剂对作用的靶细胞的选择性不强,作用机制特异性不高,因此在行使免疫抑制功能的同时,也会引起一些不良反应。这些传统免疫抑制剂最常见的不良反应是胃肠道不适、恶心、呕吐、腹胀等,肝功能损害也是这类药物常见的不良反应。除了胃肠道和肝功能损害外,骨髓造血功能抑制(如白细胞和血小板降低)、脱发也是这类药物较常见的不良反应。由于这些药物对免疫细胞具有抑制作用,因此,使用这些传统免疫抑制剂也会对正常的保护性免疫反应造成一定程度的抑制,增加发生感染的风险。因此,在使用传统免疫抑制剂时应配合医生,定期进行血尿常规和肝肾功能检查,监测这些不良反应。

第7章 如何治疗系统性红斑狼疮？

由于每一种传统免疫抑制剂的作用机制不同，因此，也会有一些自身特殊的不良反应，但发生率通常比较低。下面我们就介绍一下这些传统免疫抑制剂特有的不良反应。

（1）环磷酰胺有哪些不良反应？

环磷酰胺会损伤女性的卵巢功能，造成卵巢功能衰竭，引起闭经和更年期综合征，尤其是自身卵巢功能不佳、围绝经期女性，更容易发生闭经；因此，应避免长期大量使用。有极少数患者会出现出血性膀胱炎和膀胱纤维化，是比较严重的不良反应，还有些患者因使用环磷酰胺而诱发了膀胱癌，因此，对于使用环磷酰胺的患者，应监测尿常规。

（2）硫唑嘌呤有哪些不良反应？

硫唑嘌呤会引起前面提到的不良反应，但是发生率比较低。硫唑嘌呤的总体安全性较好，没有致畸作用，因此，可以在妊娠和哺乳阶段使用。但是，由于一些病友自身可能存在一种与硫唑嘌呤的代谢有关的基因突变，这个基因发生突变后就不能产生代谢硫唑嘌呤所需要的代谢酶，这样的病友在服用硫唑嘌呤后会造成严重的骨髓造血功能抑制。因此如果条件允许，在使用硫唑嘌呤之前应该进行这种基因（硫嘌呤甲基转移酶TPMT基因）检测，存在TPMT基因突变的患者应该避免使用硫唑嘌呤。如果没有条件检测TPMT基因，可以通过使用最小剂量、严密监测血常规的方法来避免发生严重的骨髓抑制作用。

（3）甲氨蝶呤有哪些不良反应？

甲氨蝶呤的安全性整体较好，不良反应的发生率较低。除了前面描述的传统免疫抑制剂共有的不良反应外，一些服用甲氨蝶呤的人会出现口腔黏膜糜烂、脱发、皮疹等，少数患者会出现骨髓抑制。服用叶酸可以减少服用甲氨蝶呤后出现的胃肠道和黏膜糜烂。甲氨蝶呤具有致畸性，属于孕期风险禁用药物，因此建议妊娠前至少停用3~6个月。

（4）来氟米特有哪些不良反应？

来氟米特的总体耐受性较好。除前面提到的传统免疫抑制剂的不良反应外，来氟米特还有能引起皮疹、脱发、白细胞下降、消瘦和高血压的不良反应，虽然高血压发生率比较低，但服用来氟米特的病友们应该定期测量血压。因来氟米特具有致畸性，因此对于有妊娠计划的患者，应采用消胆胺或活性炭清除治疗，停药3~6个月后方能妊娠。

（5）环孢素有哪些不良反应？

除前面提到的传统免疫抑制剂的不良反应外，环孢素A还有一些其他的副作用，包括肾功能损害和血压升高。这些不良反应的发生率都比较低，但是如果出现，比如患者的血清肌酐水平超过治疗前水平的30%，就应该停药或减少剂量，因此在临床当中，需要监测肾功能和血压。少数患者会出现牙龈增生，影响外貌美观。

（6）他克莫司有哪些不良反应？

他克莫司和环孢素同属一大类药物，因此具有一些相同的不良反应，比如肾功能损害，但发生率较低，他克莫司引起高血压的发生率低于环孢素，他克莫司引起牙龈增生也要少于环孢素。少数人在服用他克莫司后会出现血糖升高，因此，服用他克莫司的患者，需要定期监测肾脏功能和血糖，还要定期测血压。

（7）霉酚酸酯有哪些不良反应？

除前面提到的这类传统免疫抑制剂的不良反应外，少数人也会发生月经紊乱、经量减少和闭经，但发生率远低于环磷酰胺。霉酚酸酯还会增加感染的风险。

14. 什么是生物制剂？

生物制剂是利用现代生物技术制造的药物，一般来说都是分子量很大的蛋白质类药物，具有针对疾病发病中起重要作用的某一个分子或蛋白，或某一细胞的特异靶向治疗作用。生物制剂是通过静脉输液或皮下注射途径来使用的，一般是不能口服的。

目前用于治疗系统性红斑狼疮的生物制剂主要是通过靶向作用于B细胞通路来减少患者体内产生的自身抗体，从而起到控制疾病活动、减少疾病的复发、延缓器官损伤或减少激素剂量的作用。目前在我国已经上市的治疗系统性红斑狼疮的生物制剂有贝利尤单抗和泰它西普。

15. 治疗系统性红斑狼疮的生物制剂有哪些？

贝利尤单抗的主要作用机制是通过抑制B细胞增殖所需的一个细胞因子［B淋巴细胞刺激因子（BLys）］，从而抑制能够产生自身抗体的B细胞的增殖，减少自身抗体的产生，来起治疗作用。有研究显示，对于标准治疗疗效不佳，或反复复发的系统性红斑狼疮患者，使用贝利尤单抗可以控制疾病活动度、减少激素使用剂量、减少疾病复发、预防或减轻长期不可逆的器官损伤、提高病友的生活质量。贝利尤单抗是全球首个被批准用于治疗系统性红斑狼疮的生物制剂，在美国还获批用于治疗狼疮肾炎，近期还获批用于治疗5岁以上的系统性红斑狼疮患儿。

泰它西普的作用机制与贝利尤单抗相似，通过同时抑制B细胞增殖所需的两个细胞因子，即BLys和APRIL，来抑制可以产生自身抗体的B细胞的增殖，减少自身抗体的产生来起治疗作用。泰它西普虽在我国获批用于治疗系统性红斑狼疮，但是上市比较晚，有关其疗效和安全性数据较少。

16. 在什么情况下可以使用生物制剂来治疗系统性红斑狼疮？

一般来说，贝利尤单抗和泰它西普均需与常规治疗联合使用，适用于常规治疗基础上仍具有疾病活动、自身抗体阳性的系统性红斑狼疮病友。

17. 生物制剂有哪些不良反应？

由于生物制剂是通过作用于B细胞通路来达到治疗效果的，而B细胞在维持正常的免疫反应中发挥重要的作用，所以使用生物制剂治疗可能会增加发生感染的风险。贝利尤单抗的不良反应比较少，上呼吸道感染是贝利尤单抗治疗比较常见的不良反应，但发生率比较低。

目前关于泰它西普的安全性数据比较有限，最常见的副作用为上呼吸道感染，其次为注射部位反应。

18. 还有哪些生物制剂可以用来治疗系统性红斑狼疮？

除了前面获批用于治疗系统性红斑狼疮的生物制剂外，利妥昔单抗也被用于治疗系统性红斑狼疮。利妥昔单抗是一种抗B淋巴细胞膜蛋白CD20的单克隆抗体，通过去除B淋巴细胞、减少自身抗体的产生来治疗系统性红斑狼疮。一些传统免疫抑制剂治疗无效的系统性红斑狼疮患者，尤其是有神经精神狼疮、自身免疫性血细胞减少和一些难治性狼疮肾炎患者，使用利妥昔治疗有一定的疗效；因此，一般来说，利妥昔单抗主要用于难治的重症系统性红斑狼疮患者。利妥昔单抗的总体安全性尚可，最常见的不良反应是轻度输液反应，使用利妥昔单抗后发生感染的风险会增加，需要密切监测。

19. 哪些中药能用来治疗系统性红斑狼疮？

一些中药也能用来治疗系统性红斑狼疮。除了方剂以外，雷公藤多苷、白芍总苷、双氢青蒿素、三氧化二砷等也曾被用来治疗系统性红斑狼疮。雷公藤是我国独有的抗风湿药物，雷公藤提取物具有抗炎镇痛和免疫抑制的作用，在我国用于治疗风湿病已经有数百年的历史。雷公藤多苷是雷公藤提取物的混合成分，是目前治疗系统性红斑狼疮疗效最确切的药物。

第7章 如何治疗系统性红斑狼疮？

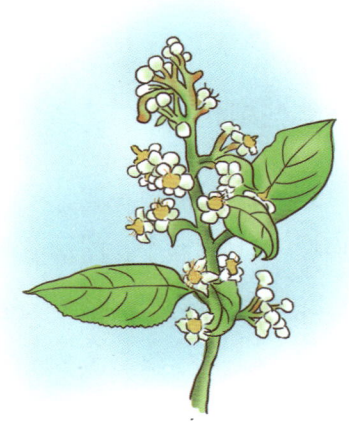

雷公藤

20. 哪些情况下可以使用中药？

雷公藤多苷常用于治疗系统性红斑狼疮的皮肤黏膜和关节病变，常用剂量为10～20mg，每日2次或每日3次。雷公藤多苷具有很好的抗炎和免疫抑制作用，因此也可用于出现肾脏和其他器官损害的系统性红斑狼疮病友的治疗。雷公藤多苷可以单用，也可以与其他免疫抑制剂联合使用，取决于脏器受累情况和疾病的严重程度。白芍总苷可用于有关节病变的患者，青蒿素的作用类似于羟氯喹，因此也能用于一些系统性红斑狼疮患者的治疗。

21. 中药会有哪些副作用？

雷公藤制剂有可能引起胃肠道不适、腹痛、肝脏损害；还可能会引起骨髓抑制、白细胞减少；而雷公藤最主要的不良反应是性腺毒性，无论对男性还是女性都存在性腺功能抑制作用；女性可以表现为月经紊乱、经量减少和闭经，男性可以表现为精子减少或无精，因此在使用后有可能引起男性和女性不育。所以对于有生育要求的女性和男性病友应慎用。

SLE

第8章
我应该如何配合医生治疗?

第8章
我应该如何配合医生治疗？

系统性红斑狼疮是一种会伴随病友们终身的慢性疾病，要达到良好的治疗效果，除了医生对治疗的指导外，病友们对治疗的配合也十分重要，可以说，在某种程度上您对治疗的配合程度会对治疗结果起到决定性作用。因为医生除了给您开药指导治疗外，没有办法随时督促您服药和复查，这些都需要您时刻关注自己的疾病，即使在没有症状的时候，也应该如此。只有病友们正确地与医生配合，才能做到真正有效地控制系统性红斑狼疮的发展，取得最好的治疗效果。

1. 为什么说配合医生治疗才能达到最好的治疗效果？

系统性红斑狼疮的病程长，是一种终身性的疾病，在患病的过程中复发和缓解会交替出现，因此得了系统性红斑狼疮的病友们应树立坚持长期治疗的信心和概念，这是最重要的基本治疗原则。

在治疗的过程中，医生会根据病友们反映的症状和血、尿检查结果来进行诊断和调整治疗，为病友们选择最适合的药物。但是最终药物还是需要病友们自己带回家服用，因此，病友们的长期配合是治疗的关键。

如果在服药后出现了不适，这最有可能是药物引起的副作用，但也有可能是疾病进展的表现，此时，建议病友们去医院找医生，请医生帮忙判断到底是什么原因造成的不适，采取最恰当的措施。

　　有一些病友对什么时候复查存在疑问，尤其是没有症状的病友会觉得定期复查没有必要，实际不然。因为，随访（复查）一方面是对疾病的活动程度和有无脏器受累，或脏器受累是否发展进行评估，另一方面是对药物治疗可能带来的不良反应进行监测与评估。就像前面提到的，这两方面对于病友们的长期脏器功能状态、存活时长和生活质量都是最重要的。如果没有及时和医生进行沟通，一些早期疾病活动的迹象就可能没有被捕捉到，一些药物造成的不良反应就可能没有及时得到纠正，等到您出现了症状的时候，可能已经造成了脏器功能损伤，这时不仅需要更大剂量的药物来控制疾病，还有可能无法完全逆转已经出现的脏器损害，耽误了治疗。

　　还有一种我们经常碰到的情况就是，有一些病友自己调整药物剂量，比如觉得症状缓解了就自己减少药物剂量或停用其中的某种药物，甚至干脆不再吃药了，最常见的就是觉得服用激素后出现了一些影响到外貌的副作用，就自己擅自停药了，这些都是非常错误的行为，不仅会耽误治疗，还有可能导致原来已经控制得比较好的病情加重，或者造成疾病复发，出现新的严重的脏器损害。所以病友们一定要记住，要配合医生治疗，不能自己调整治疗药物，定期复查，这样才能够达到最好的治疗效果。

2. 您应该如何配合医生来进行治疗？

作为接受治疗的主体，病友们应该关注自己的病情变化，如果出现不舒服的症状，应该选择及时到医院进行检查。此外，病友们还应该根据医生的建议定期服药，并且根据医生建议的复查时间定期到医院进行复查，按照医生的医嘱来服药。

另外，病友们在生活中也要选择健康的生活方式，避免进行一些有可能使疾病加重的活动。前面已经介绍了日晒、感染等因素会影响病情的发展，这些都是在日常生活中应该尽量避免的。在后续的章节中我们还会向病友们介绍如何在日常生活中选择更健康的生活方式。

更重要的是，病友们自身要加强对系统性红斑狼疮的认识和了解，提高对疾病的自我认知和管理意识，这些对于稳定病情和自我"治疗"都是非常重要的。

3. 为什么定期看医生、随访很重要？

对于系统性红斑狼疮这种容易反复发作的慢性病，定期复查、定期看医生是为了监测病情的状态,还可以提前发现病友们自己感觉不到的脏器损害或者药物造成的不良反应,这样医生可以帮助病友们适时调整治疗,使疾病得到更好的控制。比如狼疮肾炎的病友病情早期复发可能是没有症状的,但是如果病友们没有定期检查尿常规,等到出现了下肢浮肿、高血压等这些症状的时候,狼疮肾炎就可能已经复发了比较长的时间,这个时候可能已经造成了肾脏不可逆的损害。

治疗系统性红斑狼疮需要长期用药,因此需要监测用药的治疗效果以及副作用,通过定期的复查和化验可以了解到您是否出现了一些药物带来的副作用,而且定期复查有助于医生调整剂量,用最少的药物来控制疾病,保证病友们的用药安全。

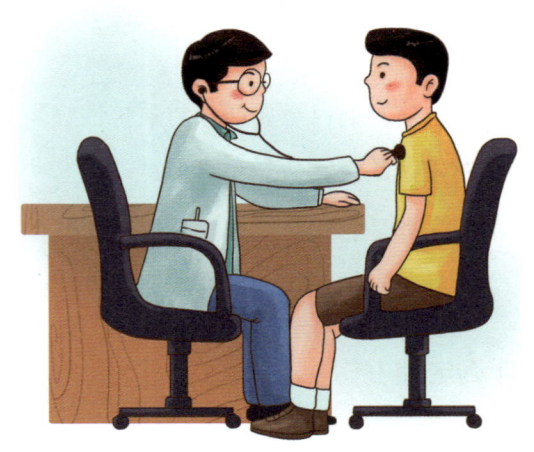

4. 看医生前我需要做什么准备？

在看医生前，病友们应该做一些准备，这样会提高与医生交流的效率，在最短的时间内把最重要的信息传递给医生，让医生在最短的时间内做出最正确、最恰当的决定。

如果是出院后第一次复查的病友，需要携带出院记录；如果是常规复查，就应该携带这次复查之前的化验检查单，就医时给医生看，去之前还需要自己梳理这段时间病情的变化，包括自己的感觉、是否出现了什么新的症状、与之前的症状有什么改变等，最好按照时间的顺序进行总结，还要告诉医生你目前正在服药的种类和剂量，让医生掌握您病情的第一手资料。由于绝大多数病友都在使用激素和传统免疫抑制剂，因此，病友们来医院时应该做好防护，比如要戴好口罩等。

如果复查需要抽血，而抽血检查项目又需要空腹的话，前一天晚上12:00后就应该禁食、水。还需要特别注意的是，从系统性红斑狼疮发病开始，每到复查日大多数患者都需要检查尿液，在留取尿液之前最好把外阴洗干净，留取中间部分的尿液，这样可以使检查结果更准确；另外，不要在经期留尿，一般应该在月经干净3天后再留尿。一些病友还需要收集24小时的尿液，一般来说，应该遵照医院发给的留尿指导来留取24小时的尿液，需要病友们注意的是应该把24小时的尿液摇晃均匀后，留取10毫升左右送到医院检查，并且标好总的尿量的毫升数。

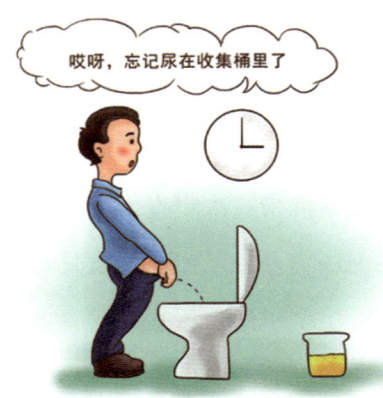

5. 您在复查时，应该如何与医生沟通？

有很多病友在见到医生后会比较紧张，不知道自己应该告诉医生哪些事情，再加上跟医生交流的时间有限，因此，病友们往往觉得没有办法在短时间内精准、快速、精炼地总结出自己的症状，一些病友还会陷入对疾病不了解以及跟医生沟通不畅的困境。

那么应该怎样提高和医生沟通的效率呢？首先，病友们一定要把自上次看医生后的这段时间里身体感觉到的所有不舒服都告诉医生，比如有无关节疼痛、疼痛的部位和持续时间、是

第8章 我应该如何配合医生治疗？

否出现了皮疹、是否近期头发掉得比以前明显增多、是否感到胃肠道不舒服等等。

在陈述自己病情的时候，还应该避免把自己的主观判断当作事实反映给医生。比如事实情况是"我发烧38℃"、"我嗓子疼了3天"、"髋部走路时觉得疼痛"，最好不要描述成"我发高烧了"、"我上火了"、"我股骨头坏死了"。对于不舒服的情况，病友们应该尽量贴近真实情况来描述，描述不舒服的情况、发生多长时间，如果症状持续一段时间，最好能精确到年或者月，如果新症状出现时间短，尽量精确到日，如果能用数字来描述病情就再好不过了。

病友们还有一个误区，就是更关注化验单上的一些数字，稍微有一点变化，就开始紧张、焦虑，而忘记了见医生的时候应该主要反映自己身体的症状和感觉（医生会根据您描述的症状结合化验检查结果来判断）。由于系统性红斑狼疮这个疾病本身就很复杂，会出现很多检查结果异常，一些化验单上的化验项目之间存在内在关联；另外，一些药物治疗也会引起检查项目的变化，作为患者，是很难搞清楚这些复杂问题的，医生也很难在短时间内给您解释清楚；在一些情况下，医生也需要观察或者重复一些检查，或者再进行一些检查才能完全清楚这些异常或者变化的化验结果到底反映了什么问题，所以，您应该把化验结果的解读交给医生，相信医生的判断，而不是纠结在某个检查结果的变化上,因为,并不是哪个指标变化了就代表病情复发或严重了。在就诊时,病友们应调整好心态,利用有限的就诊时间,反映自己的感受,更顺利地和医生沟通。

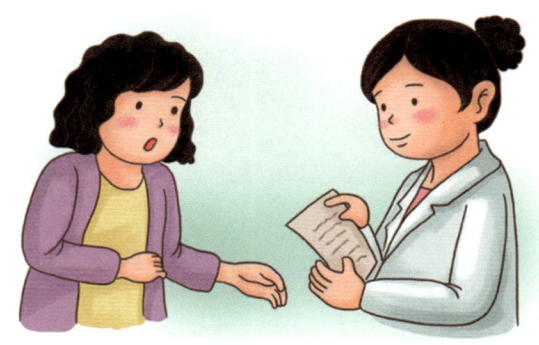

6. 我多久需要看一次医生?

许多病友可能对于复查的时间存在一点疑惑,患病1年、5年、10年、30年,不同的"狼龄",复查的频率是否不一样?其实,复查间隔时间主要还是由病情来决定的。

对于病情处于活动期的病友需要至少1个月复查1次,来对疾病活动度进行评估,目的是为了及时调整治疗,尽快控制疾病。对于疾病处于稳定期的患者,需要每3到6个月复查1次,这也是为了密切监测病情,及时发现疾病复发的迹象,及时调整治疗方案。如果在随访的过程中出现病情复发,这个时候又

第8章
我应该如何配合医生治疗?

需要回到每个月复查1次。此外,复查的时间还应根据每个病友病情的变化和治疗的强度来进行调整。一般在这次就诊的时候,医生也会告诉您下次来复查的时间,如果医生忘记了,病友们也要记得自己问一下医生。

7. 每次复查需要做哪些检查项目?

每次复查的时候需要检测的项目是根据病友们个人的疾病情况来决定的。一般需要检查的项目有血常规、尿常规或尿沉渣镜检、血肝肾功能、红细胞沉降率、抗ds-DNA抗体、补体C3/C4,如果是狼疮肾炎病友,还需要定期复查24小时尿蛋白定量或相关指标等。

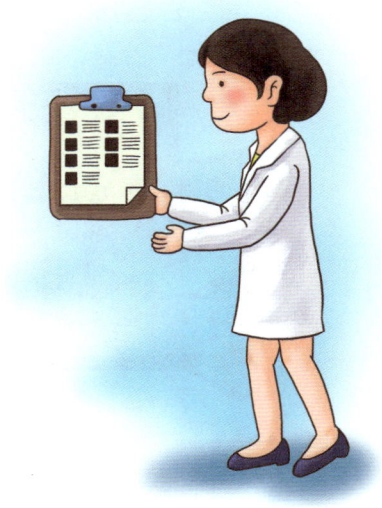

此外,医生也会根据随诊时的具体情况,申请进行超声、CT、核磁共振等检查。

8. 出现哪些情况，我需要立刻去看医生？

病友们在出现以下几种情况的时候需要及时到医院看医生，因为这些情况有可能提示出现了疾病复发或脏器损害，比如没有感冒症状的发烧、全身不适、脱发、关节肿痛、口腔溃疡、新出现的皮疹，尤其是带有疼痛的皮疹，腿肿或上眼睑肿、尿里泡沫增多、新出现的高血压、感觉胸闷、憋气等。

一些偶然出现的不适，如果持续时间很短，可以自行消失，一般来说不用太担心；但是如果一些症状出现的频率逐渐增多、严重程度逐渐加重的时候，就需要去看医生了。

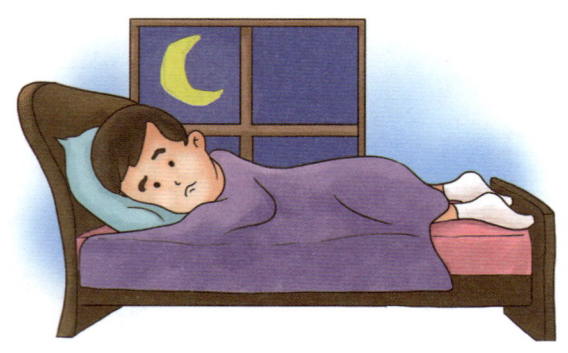

9. 我能自己调整治疗药物吗？

提到调整药物，病友们可能首先想到的是激素。服用激素的病友都希望能把激素的量减下来，或者停用。但是，激素的

第8章 我应该如何配合医生治疗？

减量要在病情控制良好、没有复发风险的前提下，按照医生的医嘱逐渐来减的，切不可急于求成，盲目减激素用量。如果减量速度太快，有可能在减量的过程中引起病情加重或复发，需要重新再加大激素的剂量。有时候，减量速度太快，还有可能造成新的脏器损害。激素的减量需要遵循一定的规律，而且减量的速度也需要根据病情来决定，因此，病友们不要自己去减激素的剂量，要严格按照医生的医嘱来执行。

除了激素以外，也不建议病友们自己调整其他药物。此外，还有一些病友们并不是有意停药或减药，而是因为没有不舒服的感觉，偶尔会忘记吃药，如果一次忘记吃药，一般问题不大，但是经常忘记吃药就相当于药物的剂量减少了，也会导

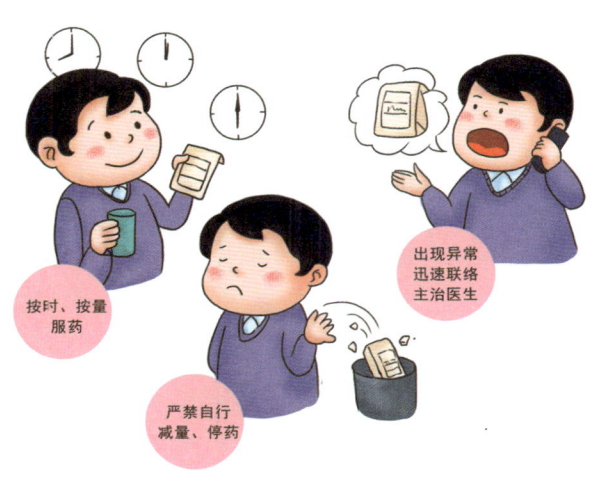

致病情加重或复发。有些漏服的药第二天是不能够补服的，因为这样有可能第二天的药量就超了，会引起副作用，因此按时服药，长期管理才能更好地对抗系统性红斑狼疮。

SLE

第 *9* 章

系统性红斑狼疮患者应该如何管理好自己的生活？

第9章 系统性红斑狼疮患者应该如何管理好自己的生活？

1. 在生活中应该如何做才能避免疾病复发？

有研究显示，系统性红斑狼疮患者在4年内总的复发风险是60%。复发就是病情加重，而每次复发都有可能会引起新的脏器受损害，因此，在系统性红斑狼疮的治疗过程中减少复发是十分重要的。为了避免或减少复发，即使您已经进入了疾病稳定期，也要遵循医嘱进行维持治疗，定期随诊、复查。

此外，您在生活中还应注意防晒、戒烟、补充维生素D、预防感染、避免接触石英等，避免因为环境因素触发系统性红斑狼疮的复发。由于长期使用激素及免疫抑制剂，一些病友的免疫功能较差，容易感染，因此应尽量避免到人多的公共场所。阳光照射可加重皮肤及内脏损害，应避免强阳光照射，特别是夏天外出时应戴帽、打伞、擦防晒用品。某些药物有加强光过敏的作用，应避免应用，如磺胺类、四环素类药物。有观察发现，一些食物如芹菜、无花果、香菇等有可能会加重光过敏，但缺乏确凿证据。

2. 在饮食方面需要注意什么？

患有系统性红斑狼疮的病友，应少吃或尽量避免吃具有增强光敏感作用的食物，比如芹菜、蘑菇等；同时还应避免吃辛辣、烟熏的食物。如果您同时合并有高血压、心脏病，还应该限制水和盐的摄入。

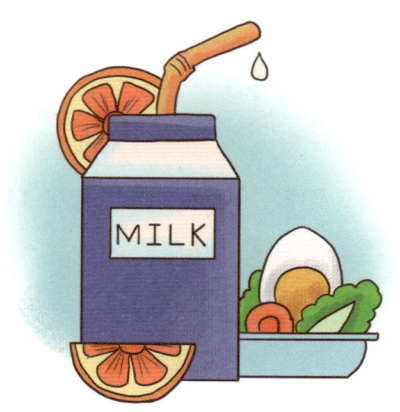

富含优质蛋白、低脂肪、低糖、富含维生素的饮食对您来说是有益的，且需要注意选择清淡、易消化的食物。由于激素会促进蛋白质的分解代谢，增加钙、钾的排泄，导致骨质疏松，因此，您还应该多吃富含钙、钾和维生素D的食物，比如香蕉、橘子、鲜牛奶、酸奶等。

此外，烟草会诱发系统性红斑狼疮发作，您应该戒烟或避免吸二手烟。

3. 应该怎么运动来增强体质、改善生活质量？

适度运动可以减轻抑郁和疲劳，还可以增强体质、改善生活质量，有助于控制疾病活动。因此您在病情稳定的时候可以进行适当的运动，比如练气功、打太极拳、散步等强身活动，但要避免剧烈运动，尤其是患有肾脏疾病的病友，更应该注意不能过度劳累，避免熬夜、过度紧张，以免引起疾病复发。

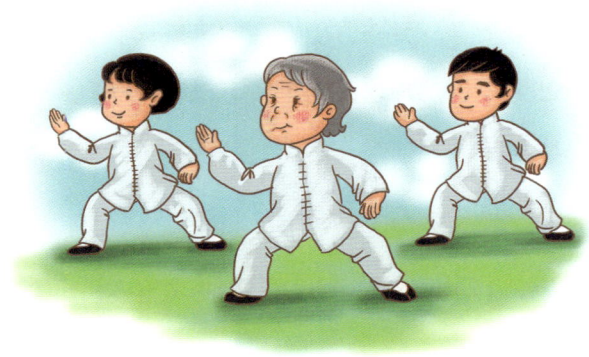

4. 吃了激素后身体长胖了，如何通过饮食调整来控制体重？

长期服用激素会引起体重增加，给您造成困扰，尤其是对于年轻的女孩子，觉得胖了很难看，希望尽快把体重减下来。您可以通过调整饮食，以健康的生活方式来控制体重，还可以通过自己能够接受的方式来进行有氧锻炼，比如在身体状况允许的情况下，多走路、慢跑，如果条件允许，可以做瑜伽，还可以在专业健身人员的指导下，进行适当的健身运动，消耗过多的脂肪。

在饮食方面，您可以选择优质蛋白、低脂肪、低糖，且富含钙、钾和维生素D的食物,尽量做到均衡饮食,还应避免辛辣、烟熏食物。如果您不能确定自己的"食谱",可以向医护人员寻求饮食指导。另一方面,在吃了激素后,食欲会增加,这时候,您要尽量控制饮食的量,可以进食一些能量低的食物来满足饱腹感。

5. 激素引起的失眠,应该如何改善?

失眠是激素比较常见的不良反应之一,但是,随着激素剂量的减少,失眠也会逐渐改善。为了改善睡眠,您可以注意一些睡前卫生习惯,比如睡前用热水泡泡脚,放松一下;在睡觉前尽量不要看紧张、情节刺激的电视、电影、影像或小说;也

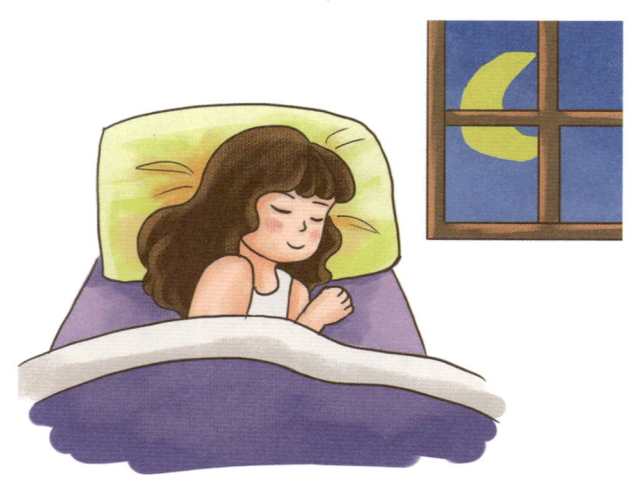

第9章 系统性红斑狼疮患者应该如何管理好自己的生活?

尽量不要玩游戏；可以躺在床上听一些舒缓的轻音乐，读一些情节轻松的、可以使精神放松的书籍。如果这些都很难改善睡眠，可以在征得医生的同意后，通过短期使用作用时间短的催眠药物来改善睡眠。

6. 我情绪很低落，还很焦虑，应该怎么办？

系统性红斑狼疮是一种长期的慢性疾病，不仅会出现身体的不舒服，单单会持续终生这一点，就足以成为病友们的一种无形的心理压力了，再加上需要长期服药，还会经历药物带来的不良反应、药物给外貌带来的变化，以及经常去医院，生活中还有很多需要注意的地方，这些都会给病友们带来很多不便，因此出现情绪低落，甚至是焦虑、抑郁，也是一种正常的心理反应。但是，这种不良情绪的持续存在，又反过来会干扰正常的免疫应答，加重病情，甚至因为心理的问题，加重身体的不适，这些都会进一步影响病友们的病情和生活质量。

首先，应当正视自己的情绪波动。因为服用激素导致的外貌、体形发生变化，以及治疗带来的各种负担都会带来负面情绪，所以您在治疗中感到焦虑、情绪低落是正常的。调整自己心理的比较好的方法，是端正对疾病的认识，随着医学的快速发展，治疗系统性红斑狼疮的药物层出不穷，相信将来有一天，系统性红斑狼疮一定会被攻克的，而且，这一天已经以前所未有的加速度向我们飞奔而来，尽管需要一定的时间，但是我们离这一天已经越来越近了；另外，外貌的变化是阶段性的，等疾病得到控制，激素剂量减少的时候，外貌受到的影响也就会逐渐减小，而且现在已经研发出了能够部分替代激素的药物，相信在将来系统性红斑狼疮的治疗中，激素的使用剂量和时间都会越来越少的，想想这些，心情就会好很多。

如果您不能从负面情绪中快速走出来，长期被负面情绪困扰，这时候您就应该去寻求医护人员的帮助，通过心理干预，来降低焦虑、减轻精神压力、减少抑郁的发生。通过与专业的心理干预医护人员交谈，获得更多关于疾病的知识，做到"知己知彼"，减轻思想顾虑，重建治疗信心。另外，您平时还可

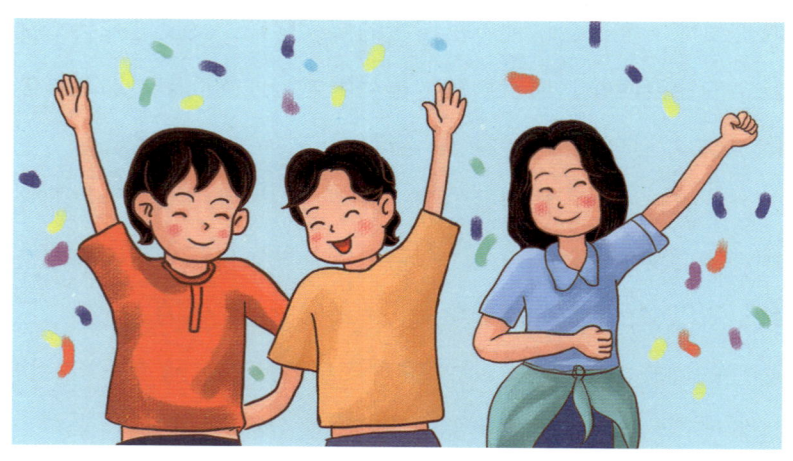

以多和有经验的病友交流经验、互相鼓励，也有助于增强战胜疾病的信心。

7. 应该如何选择化妆品以及防晒用品？

皮疹是系统性红斑狼疮病友们最常见的症状，超过半数的人都会在疾病的不同阶段出现皮疹。前面我们提到，紫外线照射是诱发或加重病情的重要因素，因此，防止紫外线照射是广大病友们最重要的一项防护措施，尤其是曾经有过皮疹的病友。所以您要进行合理防晒来避免紫外线对皮肤的照射，减轻皮肤炎症，减少疾病复发。如果可能，尽量不要在中午阳光最强的时候出去，如果必须出去，一定要做好防晒防护，可以使用能够防止紫外线的防晒霜、遮阳伞或防护服。在防晒产品的选择上，建议您选用优质的防晒霜，一般来说，建议选择标识上有SPF 30或更高数值的防晒霜，而且需要2小时后重新再次涂抹在暴露部位；如果遇水以后，应该缩短涂抹的间隔时间；因为即使是看起来正常的皮肤在紫外线照射下也会诱发或加重疾病，因此，如果需要，建议采用质量可靠的防护服来保护身体的皮肤不受到紫外线的照射，夏天最好不要光脚穿凉鞋。

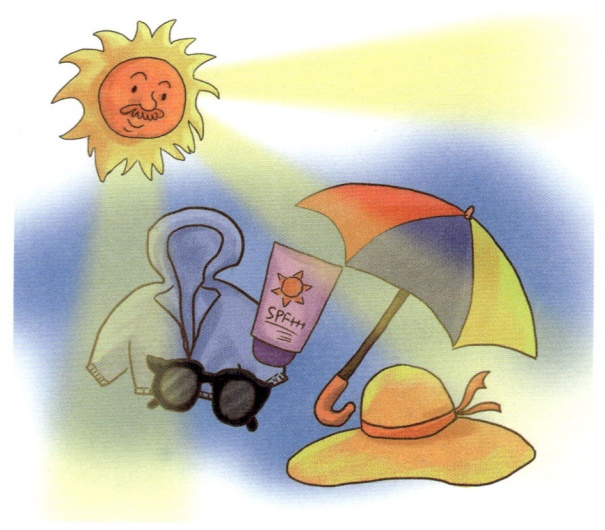

8. 脸上长了很多痤疮，怎么办？

很多病友在服用激素后脸上都会长痤疮，尤其是激素剂量比较大的时候。这时候，如何应对就很重要了。

在痤疮比较多的时候，也不用太着急，因为着急上火会加重痤疮，随着激素剂量逐渐变小，痤疮也会逐渐减轻。在痤疮比较多的时候，饮食上要选择清淡少油的，尽量不吃辛辣刺激的食物，海鲜也尽量少吃；另外，加强皮肤的清洁也十分重要，可以使用一些清洁功能比较好的洁面乳，来帮助更好地清洁皮肤。如果经过这些应对措施，痤疮仍然很多，建议病友们去看一下皮肤科医生，请他们给出专业的指导。

9. 我能染发、纹眉吗？

由于一些染发剂和纹眉剂中含有一些化学物质，有可能会诱发或加重系统性红斑狼疮的病情，因此，尽量不要染发或纹眉。

10. 我能使用化妆品吗？

这是病友们经常问到的一个问题，尤其是年轻、爱美的病友。由于系统性红斑狼疮病友们的皮肤比较敏感，有一些化妆品里可能含有能够诱发或加重病情的物质，这时化妆品的选择上就要格外小心。一般来说，建议病友们选择对皮肤刺激性比较小的化妆品，比如儿童用的护肤品；以护肤、保湿、防晒为主要原则；另外，要注意尽量不化彩妆。

11. 在出去旅游的时候需要注意什么？

"生命在于运动"，这句话同样适用于我们广大的系统性红斑狼疮病友，尤其是在服用激素后，体重增加了不少的情况下，通过运动来减轻体重是重要的一项措施。适当的体育锻炼有利于身心健康、提高生活质量。旅游，不仅可以锻炼肌肉，也有利于骨骼健康，同时还有利于放松心情，缓解焦虑情绪。但出门在外旅游，有三点是十分重要的：第一是不能把日程安排的太紧，不能太劳累，以每天不感到累为准；第二点，也是非常重要的，一定要注意防晒，就像前面提到的，不仅注意脸部防晒，身体暴露部位的防晒也同样重要；第三点，就是注意饮食卫生，因为感染有可能会诱发疾病复发，因此在吃东西的时候一定要注意食物的卫生情况。

对于有雷诺现象的病友，出外旅游，一定要注意保暖，尤其是"中心部位"的保暖，和手脚的局部保暖一样重要，穿一个能暖心的夹克更好。

12. 如何在日常生活中防止发生感染？

系统性红斑狼疮会造成身体针对外来微生物入侵的免疫应答异常，再加上激素和免疫抑制剂的使用，使系统性红斑狼疮病友们比普通人更容易发生感染。常见的感染有呼吸道感染、肺部感染、泌尿系统感染、口腔感染、皮肤感染和胃肠道感

第9章 系统性红斑狼疮患者应该如何管理好自己的生活?

染;此外,由于服用了激素和免疫抑制剂的缘故,系统性红斑狼疮病友们也容易继发感染。令人非常遗憾的是,一些病友最后不是被系统性红斑狼疮本身夺去了生命,而是因为疾病过程中发生的感染让生命画上了句号;因此,防止感染的发生,是我们系统性红斑狼疮病友们在日常生活中需要重视和注意的重要事项。

防止感染首先要做到遵循医嘱,规范用药,因为不恰当地使用激素和免疫抑制剂可以增加发生感染的风险,尤其是大剂量长期使用激素能明显增加发生感染的风险,因此自己擅自加减激素或免疫抑制剂的做法非常不可取。

在生活中,病友们应该积极主动地预防感染性疾病,尽量少去人多的公共场所,在冬春季节感冒多发,在这个季节出门尽量根据天气和温度调整衣物;如果去人多的地方,佩戴口罩是一种很好的预防措施;如果周围有人得了感冒等,尽量与之保持距离;如果出现感冒的症状、或者发热、咳嗽、咳痰,或者排尿频繁、排尿疼痛时,应该立即去医院就医,请医生利用专业的知识帮您区分究竟是发生了感染,还是疾病活动;如果是感染,也能做到尽早开始治疗,防止进一步加重形成败血症。

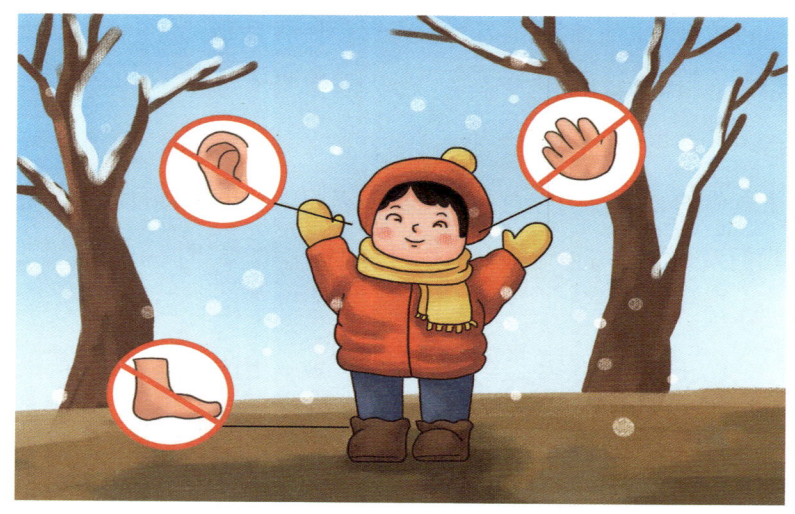

还有些基本的卫生常识也应该记住、做到，比如勤洗手，尤其是如厕或去过医院后，要记住洗手；仔细刷牙，保持口腔卫生，尤其是合并干燥综合征的病友，口腔卫生尤其重要，每顿饭后、睡前应该刷牙，勤漱口；另外不吸烟也很重要；同时，保持积极向上的心理状态也有助于减少感染的发生。

13. 我能接种疫苗吗？

系统性红斑狼疮病友们是否能够接种疫苗需要具体问题具体分析。总体原则是，在病情稳定阶段才能考虑接种疫

第9章 系统性红斑狼疮患者应该如何管理好自己的生活？

苗，而且只能接种灭活疫苗，减毒活疫苗通常是不能接种的。由于在疾病活动期您自身的免疫应答处于一种异常状态，这个时候接种疫苗可能很难建立一个针对疫苗的正常免疫应答，不能产生正常人注射疫苗后应该产生的抗体，起不到注射疫苗应有的保护作用，因此，一般来说，最好在疾病稳定期接种疫苗。但是对于一些时效性很强的疫苗，应立即咨询您的医生以做出决定。对于一些季节性高发的传染性疾病，如流感，如果病友们病情稳定，是建议病友们接种流感疫苗的，因为疫苗接种会在一定程度上起到保护作用，至少会减轻感染后的病情严重程度。病友们也可以接种甲型肝炎、乙型肝炎和带状疱疹疫苗。一些年轻的女性病友非常关心能否接种人乳头状瘤病毒疫苗，一般来说，在病情稳定期是可以接种的，总体接种效果与一般人群差别不大。

免疫抑制剂会抑制针对所有抗原的免疫应答，也就是说，对疫苗的免疫应答也会产生抑制作用，因此，系统性红斑狼疮病友，尤其是在使用免疫抑制剂治疗的病友，在注射疫苗后产生的保护作用会比正常人差，有些病友产生的保护性抗体可能很少，所以如果可以，应尽量在开始使用免疫抑制剂之前接种疫苗。

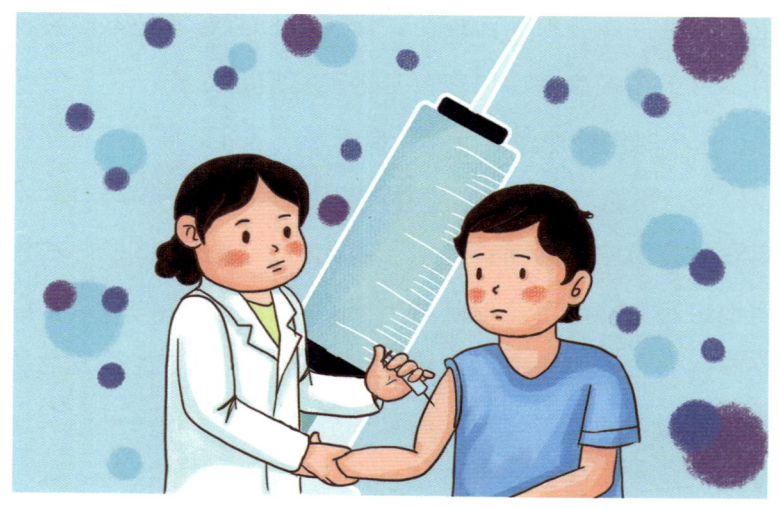

14. 患有系统性红斑狼疮的儿童在日常生活中需要注意哪些问题?

患有系统性红斑狼疮的儿童在日常生活中的注意事项大多与成人相似,同样要注意避免紫外线照射,还要预防感染、补充维生素D等。

对于系统性红斑狼疮患儿,在日常生活中家长要特别注意监督孩子定时、定量服药,有些孩子,尤其是在上学的孩子,功课一忙起来,如果没有明显症状,很容易忘记自己是个病人而忘记了吃药,造成药物的漏服,因此家长的督促就显得十分重要了。同时还应注意避免给孩子突然停药、减药，以免引起疾病反复或加重。另外，由于患儿长期服用激素和免疫抑制剂，感染的风险会比较高，更要加强自我保护意识。

在疾病的急性期，给孩子准备一些能量较高但比较好消化的食物；在疾病稳定期，则需以易消化的平衡饮食为主。

另外，如果家长能时常带孩子出去旅游，放松心情，呼吸新鲜空气，对孩子的身心健康也是很有益的。

15．系统性红斑狼疮患儿在学校需要注意哪些问题？

在疾病活动期，激素服用量较大、有重要脏器疾病的时候，系统性红斑狼疮患儿应该考虑暂时休学，在家好好休息，等激素的服用量较小、病情稳定的时候再考虑去上学。系统性红斑狼疮患儿在学校里要注意劳逸结合，根据自己的身体状况来决定参加活动的强度。由于儿童正处于生长发育期，加强运动是十分重要的，在疾病允许的情况下，应该积极鼓励孩子参加体育运动，体育运动对于孩子树立战胜疾病的信心、促进肌肉和骨骼健康、减少孩子的自卑心理、与同学建立良好的关系都很有裨益。在孩子参加体育运动时，家长要注意为孩子事先做好防晒，运动前进行热身，运动后注意增减衣物，避免着凉。患儿在学校也要注意均衡饮食，注意保暖，避免感冒等。

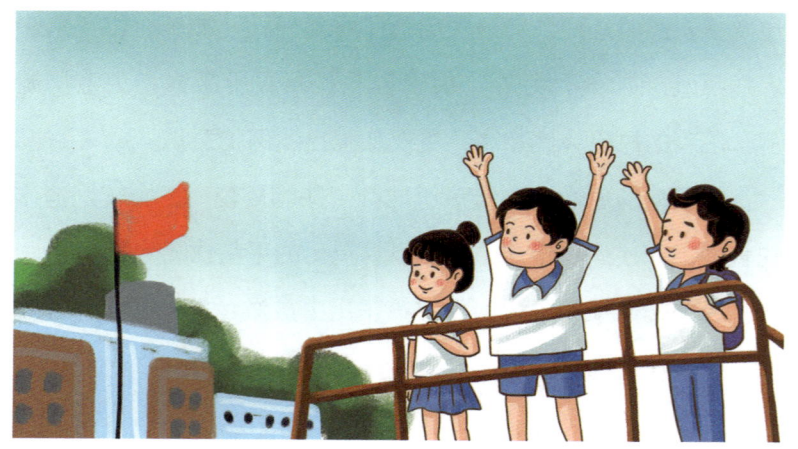

除此之外，患儿可能会因疾病和治疗产生负面情绪，家长要多跟孩子交流，关心孩子的生活和心理健康。家长还可以与老师交流，给孩子多一些关心，建议孩子多与性格开朗的同学相处，养成积极乐观的心态。

16. 孩子得了系统性红斑狼疮，作为父母应该注意什么？

实际上，在前面的一些问题里我们也提到了作为系统性红斑狼疮患儿的父母应该注意的事项。在孩子的成长过程中，家长的关心和陪伴对于患病的孩子的身体成长和心理健康的重要作用不言而喻，对于患有系统性红斑狼疮的孩子来说，这更重要。

第9章
系统性红斑狼疮患者应该如何管理好自己的生活?

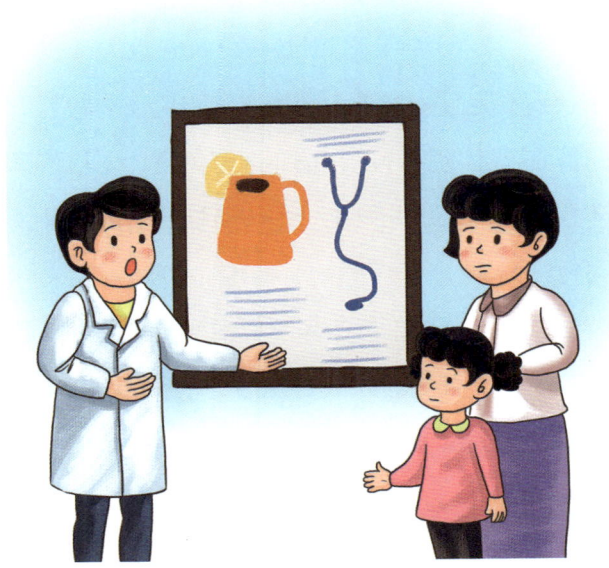

有研究显示,我国患儿用药和复查的依从性与父母的关注度密切相关。由于系统性红斑狼疮病程长,会伴随孩子的一生,因此,作为父母一定要定期带孩子随访,这对于维持疾病长期缓解和改善预后至关重要;此外,按时、按量服药尤其重要,这是维持疾病稳定的重要保证。

由于疾病本身,加上一些药物的使用,尤其是激素的使用,会对孩子的生长发育、躯体外观、生殖功能产生一定的影响,外貌的变化也会给孩子造成自卑感,因此时刻关心孩子、帮助孩子树立战胜疾病的信心，是守护孩子身心健康的重要环节。

对于疾病稳定且未接受大剂量激素和免疫抑制剂治疗的患儿，父母应在医生的指导下，按照国家免疫计划给孩子接种疫苗，这不仅可以降低患儿发生一些传染性疾病的风险，而且成本低、可行性高。

需要注意的是，如果母亲怀孕后半期接受过可以通过胎盘的生物制剂治疗，那么新生儿出生后的前6个月内要避免接种减毒活疫苗。

SLE

第 10 章
系统性红斑狼疮会引起哪些慢性病?

第10章
系统性红斑狼疮会引起哪些慢性病?

1. 得了系统性红斑狼疮以后,我还可能会得哪些病?

长期存在的系统性红斑狼疮可能使病友们罹患其他疾病的风险增加,这些疾病中有的是狼疮疾病本身造成的后果,有的是药物治疗的不良反应间接导致的。

例如,系统性红斑狼疮疾病本身对肾脏、神经、血液、心血管等系统造成的损伤,使病友们发生肾功能不全、高血压、动脉粥样硬化和脑血管病的风险高于同龄的健康人。

药物治疗导致的疾病也多种多样,比如激素引起的骨质疏松、糖尿病等。

2. 为什么我得了系统性红斑狼疮后会增加发生糖尿病的风险?

一些病友在长期使用激素后出现血糖升高,一些人会发展成糖尿病,这在年龄较大的病友,或者有糖尿病家族史的人中较常见。由于血糖升高并不会引起太多的症状,因此监测血糖很重要。在您使用激素后,应按照医生的要求定期监测血糖。随着激素剂量的减少,激素对血糖的升高作用在逐渐减小,发生糖尿病的风险也会逐渐减小。但是,对于年龄较大的病友,年龄本身就是发生糖尿病的危险因素,因此,对于年龄较大、有糖尿病家族史的病友,即使在使用激素剂量很小的情况下,也需要定期监测血糖。

3. 得了糖尿病应该怎么办?

如果您出现了血糖升高,应该立即去看医生。一般来说,对糖尿病的治疗和对系统性红斑狼疮的治疗应该同时进行。一方面,请医生看您的激素剂量是否需要调整,另一方面还应该同时去看内分泌科,请内分泌科医生帮您控制血糖。由于随着激素剂量的调整,血糖也会随之发生变化,因此,每当激素剂量调整的时候,就应该去看内分泌科医生,来更好地控制血

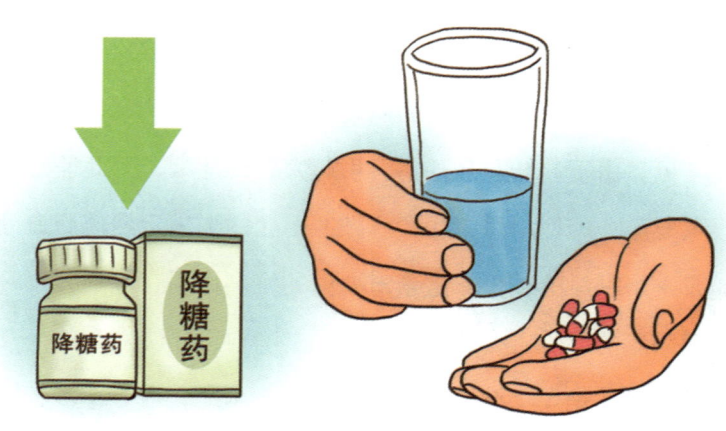

糖,以防止糖尿病带来的并发症。这里仍然需要强调的是,即使发现血糖升高了,也不建议您因为过度担心而擅自停用激素或擅自进行激素减量。

除此之外,您在生活中还应该按照内分泌科医生的建议来注意饮食,适当运动、减重,从而更好地控制血糖。

4. 如何防止骨质疏松?

使用激素会导致钙流失,从而引起骨质疏松。如果您预期使用激素时间超过3个月,那么无论使用激素的剂量是多少,都会引起骨质疏松,因此,防止骨质疏松是每个病友的必修

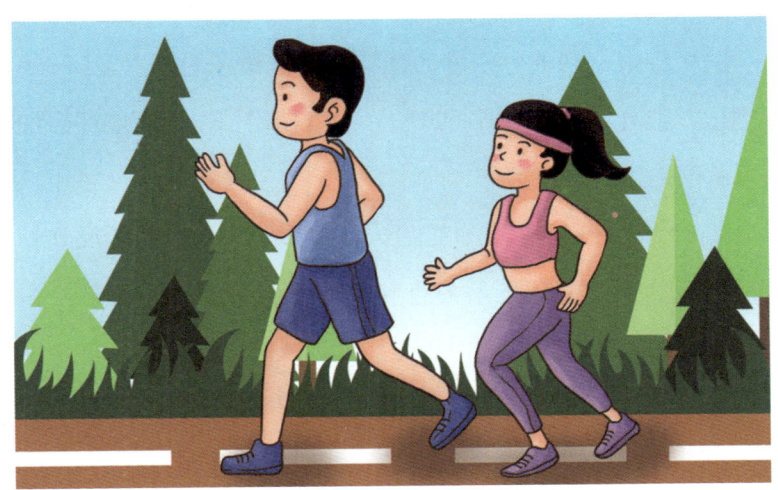

课。要防止骨质疏松，在生活方式上要戒烟、避免过量饮酒，要适量运动、防止跌倒等。同时，您还应该在医生的指导下补充钙剂和维生素D。

适量的运动可以增加骨密度（骨密度低到一定程度就是骨质疏松），对预防骨质疏松有好处。维生素D能帮助人体吸收更多钙，有助于骨骼健康。

5. 我应该怎么治疗骨质疏松？

如果医生诊断您得了骨质疏松，您也不必惊慌，可以与医生一同评估病情，在控制病情的前提下，尽可能使用最小剂量的激素，如果可能，在病情允许的情况下，尽量缩短激素的使用时间，或停用激素。

医生会根据您的骨密度检查结果来调整您的维生素D和钙剂剂量，也会为您评估骨折风险和激素使用情况，可能还会加用双膦酸盐进行治疗。

如果您在使用激素之前已经发生了骨量（可以用于反映骨骼的健康状况，简单理解为骨骼的质量）减少、骨质疏松和（或）脆性骨折（自发或因轻微外力造成的完全骨折，常常由骨质疏松引起），那么在开始使用激素的时候，医生就会给您加强针对骨质疏松的治疗。在为您治疗骨质疏松的同时，您还

第10章 系统性红斑狼疮会引起哪些慢性病？

应该配合医生定期监测骨密度，调整治疗，同时对药物可能带来的不良反应进行评估和处理。

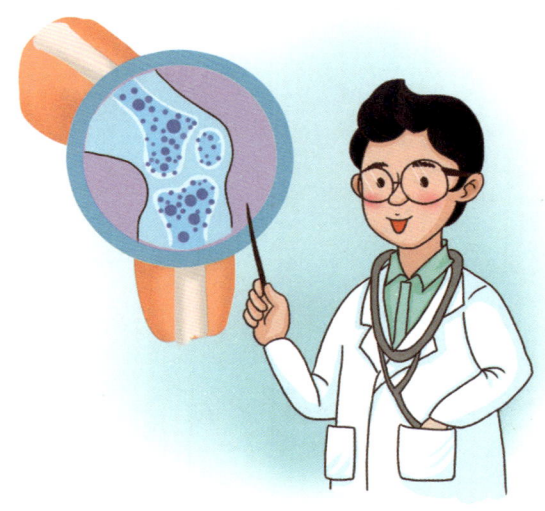

SLE

第11章
怀孕的系统性红斑狼疮病友需要注意哪些事项？

第11章 怀孕的系统性红斑狼疮病友需要注意哪些事项？

1. 得了系统性红斑狼疮，我还能结婚吗？

随着对系统性红斑狼疮诊治水平的提高，在过去的20多年里，系统性红斑狼疮病友的存活时间有了大幅度提高。据统计，系统性红斑狼疮病友们20年的存活率（患病后存活时间超过20年的概率）已经达到60%以上。因此，建立家庭、生儿育女已经成为了很多病友的选择。我们可以非常肯定地告诉您，得了系统性红斑狼疮本身并不影响您恋爱、结婚。您可以像同龄人一样恋爱、结婚。

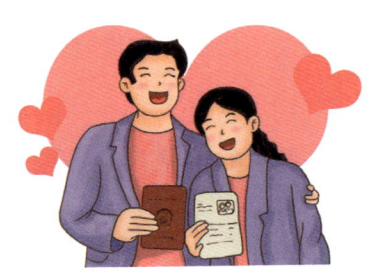

2. 得了系统性红斑狼疮，我还能怀孕吗？

系统性红斑狼疮最常见于育龄期女性，虽然这些女性病友可以和同龄健康人一样的恋爱、结婚，但是怀孕和生子却跟健康人有着很大区别。因为，如果不在怀孕前进行很好的准备，有半数以上的病友在怀孕期间都会出现病情复发或加重，危及胎儿和怀孕病友们自身的安全，有些人甚至因为怀孕生子而被夺走了生命。因此，做好孕前准备、孕期进行密切监测是至关重要的。在这里需要着重强调的是,当您在有了生育打算的时候,就应该告诉您的医生,请医生调整药物,一方面尽量把病情控制到满意的程度,另一方面将药物调整为孕期能够使用的药物。等妊娠时机成熟的时候,在医生的许可下,您就可以备孕了。在明确怀孕后,应立即去看医生,因为从怀孕的那一刻起,您就进入了一个特殊的阶段,一方面需要仔细监测病情变化,随时调整治疗,另一方面胎儿的发育和成长也需要非常密切的监测。因此,选择合适的妊娠时间、密切的孕期监测是能够生下一个健康宝宝的关键因素。

在医生的指导下,大多数患者都能顺利生下健康的宝宝。

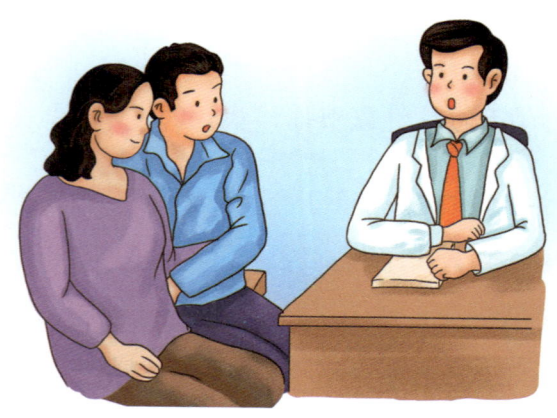

3. 在怀孕前我应该做哪些准备？

有一点是非常重要的，那就是系统性红斑狼疮患者的怀孕必须是有计划的，如果医生在对您的病情进行评估后，认为目前的病情不适合怀孕，那您就应该采取严格的避孕措施来避孕。可以选择的避孕措施包括宫内节育器、工具避孕（比如使用避孕套）、口服避孕药物等，有时还需要两种避孕方法同时使用，以确保不发生意外妊娠。

如果您不服用免疫抑制剂（除小剂量激素外），则适用宫内节育器；如果您病情稳定、抗磷脂抗体阴性、无肾病综合征、没有血栓病史，可以使用含孕激素为主的口服避孕药。所有患者都可以采用工具避孕，但通常单独的工具避孕达不到严格避孕的效果，应该配合其他避孕措施共同使用。

除此之外，您还必须同时满足以下5条标准才能考虑怀孕：

（1）病情不活动且保持稳定至少6个月；

（2）激素的使用剂量为泼尼松15mg/d（或相当剂量）以下；

（3）24小时尿蛋白定量为0.5g以下；

（4）无重要脏器损害；

（5）停用免疫抑制药物如环磷酰胺、甲氨蝶呤、雷公藤、霉酚酸酯等至少6个月（如果服用来氟米特，建议先进行药物清除治疗后，再停药至少6个月后才可以考虑怀孕）。

需要注意的是，如果您有以下任何情况之一就不能怀孕：

（1）有症状的肺动脉高压；

（2）出现通气障碍的限制性肺部病变；

（3）心功能衰竭；

（4）慢性肾功能衰竭；

（5）既往有严重的子痫前期，或即使经过治疗仍不能控制的HELLP综合征（一种孕期严重并发症，典型的症状有贫血、肝功能异常和血小板减少等）；

（6）过去6个月内出现过脑卒中；

（7）过去6个月内有严重的狼疮病情活动。

另外，在有生育打算的时候，还应该去看一下生殖科或产科，医生可以从产科的角度对您的妊娠时机提出合理建议。

总而言之，您在孕前需要与医生密切沟通，对病情进行全面评估，配合治疗、稳定病情，才能有计划地安全怀孕。

4. 在怀孕的过程中，医生会怎么对我的病情进行监测？

一旦确定怀孕后，您就要立即到风湿免疫专科就诊。孕期每次随诊的内容包括详细的病史与体格检查，同时医生还会为您进行全面的实验室检查，包括血常规、尿常规、24小时尿蛋白定量、肝功能、肾功能、生化指标、补体、抗体等，抗磷脂抗体和出凝血时间也在检查和监测之列，以便对疾病的整体情况或有无复发进行详细的综合评估。

如果您的血清抗SSA或抗SSB抗体阳性，或前次胎儿发生心脏异常，那么在怀孕16~28周期间应至少每2周进行一次胎儿心脏超声检查，以监测胎儿心脏结构和传导情况。28周后是否需要再进行胎儿心脏监测，应请您的医生来决定。

5.怀孕期间应该多长时间看一次医生？

怀孕期间的随诊频率需要根据您的具体情况来考虑。一般来说，在怀孕28周前可以每4周随诊一次，从第28周开始每2周随诊一次；如果在一次随诊时医生发现可能存在问题，那么医生会缩短随诊的间隔时间。

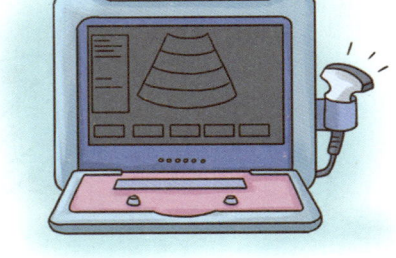

6. 我怎么分娩更好，是剖宫产，还是自然分娩？

如果您在整个怀孕过程中病情稳定，产科医生认为您的产科情况也合适的话，我们是建议您自然分娩的。自然分娩不仅有利于产妇自己的身体尽快恢复，也可以使婴儿在出生的过程中经过产道的挤压、经历整个生产过程，对孩子将来的心肺功能和心理健康都有好处。因此，近些年来，国际上推荐患有系统性红斑狼疮的孕妇尽量通过自然分娩来生下孩子。

但如果您在怀孕期间病情不稳定，或出现了产科并发症，或其他产科情况不能自然分娩的话，可以采取剖宫产。另外，对于病情平稳的患者，如果胎龄已满38周，胎儿已发育成熟时，建议在39周前尽量结束妊娠。

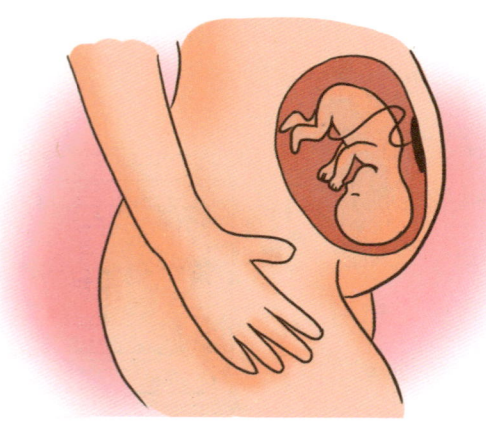

7. 我能哺乳吗？

母乳中含有大量对胎儿有益的物质，而且母乳喂养有利于孩子的心理与生理健康发育，也有利于产妇的恢复，因此我们推荐您进行母乳喂养。

但是您可能会担心，我在服激素或者羟氯喹，或者其他免疫抑制剂，我还能哺乳吗？

实际上，如果您服用的药物是我们前面提到的那些妊娠期间可以安全使用的药物的话，您是可以在服用这些药物的同时正常哺乳的。

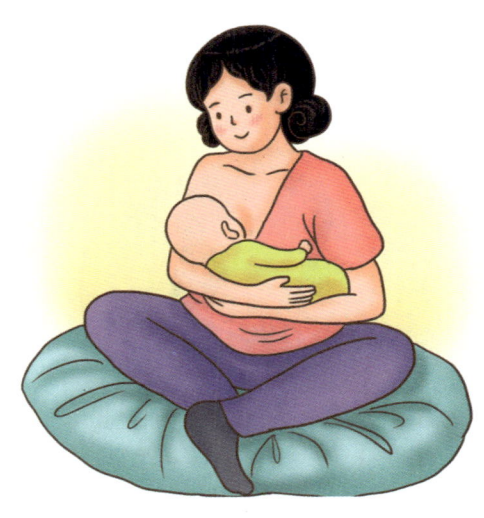

不过如果您服用的泼尼松剂量超过20mg/d（或相当剂量），则不能给孩子喂您服药后4小时内的乳汁，应该把服药后4小时内的乳汁弃掉，在服药4小时后再进行哺乳。

8. 我得了系统性红斑狼疮，会遗传给孩子吗？

前面我们提到，系统性红斑狼疮是一种具有遗传倾向的自身免疫性疾病，带有易感基因的人在环境等因素的复杂作用下最终可能会发病，因此，虽然您生的孩子不一定会得系统性红斑狼疮，但是您的孩子得此疾病的风险比其他孩子要高很多。

如果您的血液检查里抗SSA或抗SSB抗体阳性，那么您的孩子有可能会发生一种称为新生儿狼疮的疾病。

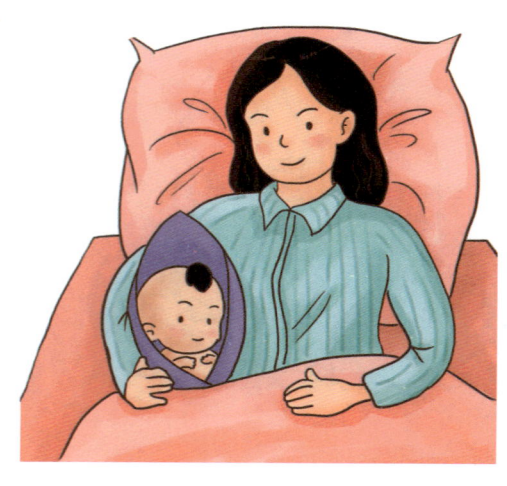

9. 什么是新生儿狼疮？

新生儿狼疮是在孩子出生后一年之内发生的疾病，是孕妇血中的抗体通过胎盘进入胎儿体内，在孩子出生后引起的一种新生儿疾病。新生儿狼疮可能影响多个系统，最常见的是皮肤、血液系统和肝脏等。皮肤病变最常见，其次为血液系统异常，常表现为白细胞减少和血小板减少，肝功能异常较少且多较轻。这些损害大多是一过性的表现，在孩子出生后6~8个月，随着胎儿将从母亲那里继承过来的自身抗体逐渐排出体外后，就会自行痊愈。但是如果出现了相关症状，建议您去找风湿免疫科和儿科医生就诊，密切监测，必要时给予相应治疗。

SLE

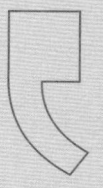

第 *12* 章

系统性红斑狼疮
有希望治愈吗？

第12章
系统性红斑狼疮有希望治愈吗？

1. 系统性红斑狼疮有可能治愈吗？

到目前为止，系统性红斑狼疮仍然是不能完全治愈的，会伴随您终身，而且您可能需要终身服药治疗。虽然疾病不能治愈，但疾病是能够控制的。

可喜的是，近20年来，国际和国内的风湿病学和免疫学家们一直在努力探索和研究系统性红斑狼疮的发病机理和病因，同时开发了针对系统性红斑狼疮发病机制中起重要作用的细胞、细胞因子或通路的靶向药物，一些药物已经通过了前期的临床疗效与安全性研究，获批用来治疗系统性红斑狼疮。广大病友们也会看到，有越来越多的药物可以用来治疗系统性红斑狼疮了；由此，可以预测，随着现代医学的发展，将来有一天人类一定能够战胜系统性红斑狼疮，彻底治愈这种疾病，而且这一

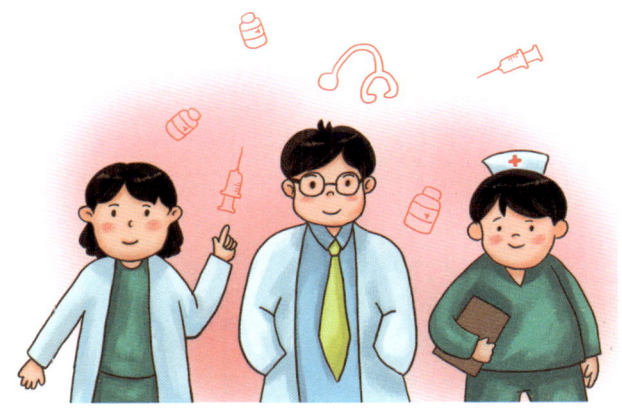

天正在以前所未有的速度向我们走来。

2. 国际上治疗系统性红斑狼疮的水平如何？

系统性红斑狼疮的治疗水平在国内外都越来越高了。

根据国际上的报道，从1982年到2019年，能够达到停药后症状且血液检查指标都保持正常的系统性红斑狼疮患者比例升高了13.5%；从2014年到2019年，能够达到在药物治疗下无临床症状且血液检查指标达到正常的系统性红斑狼疮患者比例升高了20.8%。

在最近的5年间，国际上有报道系统性红斑狼疮患者在治疗1年后，症状和血液检查指标达到正常的比例升高至42.4%~88%，治疗5年后还能保持无症状且血液检查指标正常的患者比例是21.1%~70%。

从上述数字不难看出，系统性红斑狼疮的治疗水平越来越高了，所以我们可以据此预测，系统性红斑狼疮离治愈越来越近了。

3. 国际上在探索哪些治疗系统性红斑狼疮的方法？

在过去的10年中，针对系统性红斑狼疮的药物治疗有了很大的进展，主要是在生物靶向治疗方面。生物靶向治疗是一种相对精准的治疗手段，能最大限度地避开正常的组织细胞，打击靶向目标。

目前在探索中的治疗药物基本都是具有一定特异性的"靶向"治疗，针对的靶标也多种多样，包括B淋巴细胞、T淋巴细胞、细胞因子和细胞内信号通路等。但是由于系统性红斑狼疮疾病的复杂性，大多数研发的药物都没有成功。

目前获批用于治疗系统性红斑狼疮的生物制剂仅有贝利尤单抗和泰它西普，但是目前正处于临床研究阶段的系统性红斑狼疮治疗药物达十余种，为未来系统性红斑狼疮的治疗提供了更多可能的选择。

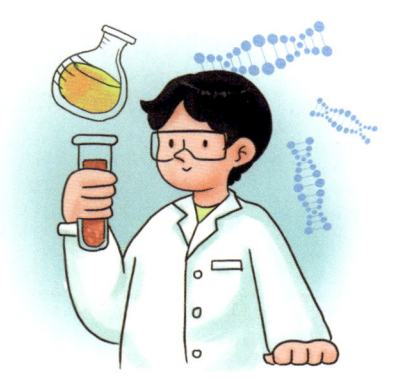

4. 国内的系统性红斑狼疮治疗水平如何？

我国风湿免疫专科建设起步晚，是内科系统中成立最晚的专科。国内最早建立的风湿免疫专科是北京协和医院风湿免疫科，也仅有40年的历史。风湿免疫科在我国的发展也极不平衡，主要集中在一些大型的医院和经济发达地区，目前大多数医院都没有设立风湿免疫专科。与我国的风湿病患者数量相比，风湿免疫科专业医生数量存在很大的缺口，也存在突出的"缺医少药"现象；再加上我国的系统性红斑狼疮患者还没有养成长期坚持治疗的习惯，目前我国也还没有建立起慢病管理体系，上述这些因素的综合作用，导致国内的系统性红斑狼疮治疗水平和国际上相比至少存在5年的差距。

但是近20年间，我国的系统性红斑狼疮治疗水平已经有了显著改善，目前国内系统性红斑狼疮患者的5年和10年生存率已经越来越接近国际水平了。

5. 我国在系统性红斑狼疮治疗方面都进行了哪些研究？

为了攻克系统性红斑狼疮治疗这一难题，国内科研人员也在不遗余力地研发新型治疗方法。在基础研究方面，我国风湿免疫学者和科学家联合运用分子动力学模拟、单细胞生物物理学、分子原位动态检测技术、分子生物学等多种研究手段，发现了一些在我国系统性红斑狼疮患者发病中起作用的基因，还

第12章 系统性红斑狼疮有希望治愈吗？

发现一些特殊的T淋巴细胞在发病中起关键作用，有可能成为治疗的靶点；我国科研人员对B细胞在参与系统性红斑狼疮发病方面的作用进行了深入研究，鉴定出了多个可能参与发病的B细胞亚群，这些研究成果都为我们进一步了解和阐明系统性红斑狼疮的发病机制、研发新型治疗药物打下了基础。此外，我国风湿病学者还在干细胞治疗系统性红斑狼疮方面做了很多探索，取得了很大进展。

2009年，由北京协和医院风湿免疫科牵头，在我国成立了国家级的系统性红斑狼疮数据库，这已成为我国系统性红斑狼疮研究的"基础设施"。基于这个国家级的数据库，我们清晰地了解了我国系统性红斑狼疮发病特点和治疗方面的"家底"，开展了许多大型的全国多中心研究，勾勒出了我国系统性红斑狼疮患者对药物治疗的反应特点，获得了我国系统性红斑狼疮患者在真实世界中药物治疗的安全性数据，并且发现了在疾病治疗和管理中存在的问题，为解决我国系统性红斑狼疮诊治中存在的问题、提高系统性红斑狼疮的整体治疗水平指明了方向。

2019年5月，科技部、国家卫生健康委员会、中央军委后勤保障部、国家药监局联合发布文件，正式认定了第四批国家临床医学研究中心，正式批准了依托北京协和医院风湿免疫科，成立我国首个皮肤与免疫疾病临床医学研究中心

（NCRC-DID），相信该研究中心的成立，必将进一步助力我国系统性红斑狼疮的研究与治疗，造福广大的系统性红斑狼疮病友们。

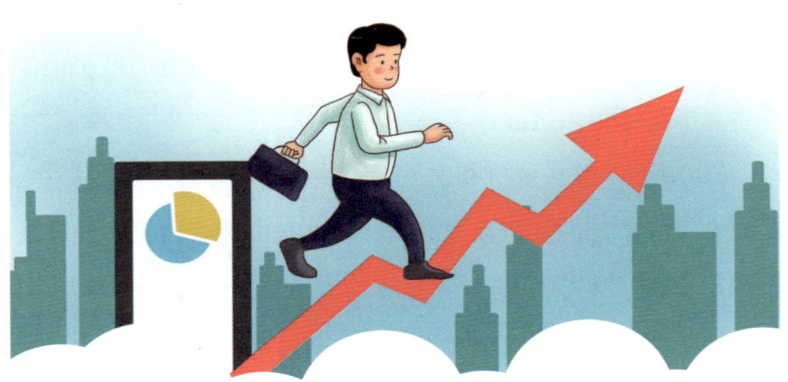

参考文献

[1] Tanaka Y,O'Neill S,Li M,et al.Systemic lupus erythematosus:targeted literature review of the epidemiology,current treatment and disease burden in the Asia Pacific region[J].Arthritis Care Res, 2022,74(2):187-198.

[2] 刘蕾.系统性红斑狼疮的诊治[J].中国实用乡村医生杂志，2017, 24(7):31-33.

[3] 赵丽娟，崔宁，杨娉婷，等.紫外线对系统性红斑狼疮患者外周血T淋巴细胞Fas抗原表达的影响[J].中华物理医学与康复杂志，2005, 27: 92-94.

[4] Reich A,Meurer M,Viehweg A,et al.Narrow-band UVB-induced externalization of selected nuclear antigens in keratinocytes:implications for lupus erythematosus pathogenesis[J].Photochem Photobiol,2009,85:l-7.

[5] 中华医学会风湿病学分会.系统性红斑狼疮诊治指南（草案）[J].中华风湿病学杂志,2003(8). DOI:10.3760/j:issn:1007-7480.2003.08.017.

[6] 姜楠，白炜，赵久良，等.系统性红斑狼疮的诊治方向与研究前沿[J].中国科学：生命科学, 2021,51(08):887-900.

[7] 曾小峰,李梦涛,田新平.中国系统性红斑狼疮发展报告2020[M].沈阳：辽宁科学技术出版社, 2021.

[8] 谢功华.生活方式对系统性红斑狼疮复发的影响及护理[J].医学信息,2013,26(5):118-119. DOI:10.3969/j.issn.1006-1959.2013.05.112.

[9] 曾小峰,陈耀龙.2020中国系统性红斑狼疮诊疗指南[J].中华内科杂志, 2020, (3):172-185.

[10] Fanouriakis A, Kostopoulou M, Alunno A, et al. 2019 update of the EULAR recommendations for the management of systemic lupus erythematosus[J]. Ann Rheum Dis, 2019, 78:736-745.

[11] Furer V, Rondaan C, Heijstek MW, et al. 2019 update of EULAR recommendations for vaccination in adult patients with autoimmune inflammatory rheumatic diseases[J]. Ann Rheum Dis, 2020,79(1):39-52. doi:10.1136/annrheumdis-2019-215882

[12] 中华医学会儿科学分会免疫学组, 中华儿科杂志编辑委员会. 中国儿童系统性红斑狼疮诊断与治疗指南 [J]. 中华儿科杂志, 2021, 59(12):16.
[13] 中国系统性红斑狼疮研究协作组专家组, 国家风湿病数据中心. 中国系统性红斑狼疮患者围产期管理建议 [C]. 2016.
[14] 中华医学会风湿病学分会. 糖皮质激素诱导的骨质疏松诊治的专家共识 [J]. 中华风湿病学杂志, 2013, 17(6):6.

我国系统性红斑狼疮
诊治规范建设中心

NO	机构ID	机构名称
1	0001	北京协和医院
2	0024	中南大学湘雅医院
3	0400	南昌大学第二附属医院
4	0058	海南省人民医院
5	0054	广西医科大学第一附属医院
6	0076	云南省第一人民医院
7	0124	昆明医科大学第一附属医院
8	0066	内蒙古医科大学附属医院
9	0032	新疆维吾尔自治区人民医院
10	0067	南方医科大学南方医院
11	0018	安徽医科大学第一附属医院
12	0027	第四军医大学第一附属医院（西京医院）
13	0161	南昌大学第一附属医院
14	0071	天津医科大学总医院
15	0026	中国医科大学附属第一医院
16	0083	内蒙古科技大学包头医学院第一附属医院
17	0037	天津市第一中心医院
18	0041	蚌埠医学院附属医院
19	0019	山东大学齐鲁医院
20	0034	郑州大学第一附属医院
21	0051	福建医科大学附属第二医院
22	0201	新疆医科大学第一附属医院
23	0020	浙江大学医学院附属第二医院
24	0091	深圳市人民医院